家有父母

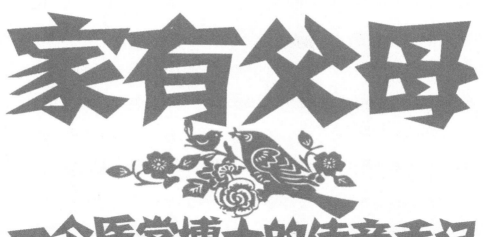

一个医学博士的侍亲手记

医学博士　曾丽雄●著　中华人民共和国医师编号：110430000701990

吃饭睡觉都关健康　柴米油盐也是孝道

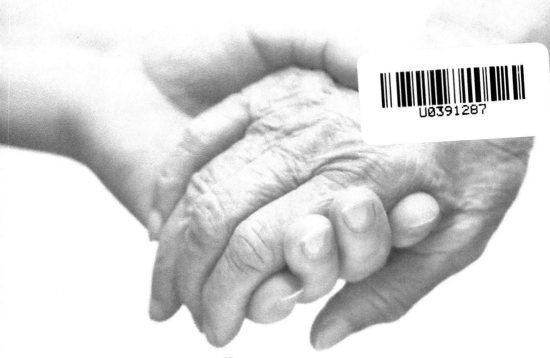

U0391287

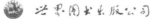

中国出版集团

世界图书出版公司

图书在版编目（CIP）数据

家有父母：一个医学博士的侍亲手记 / 曾丽雄 著. —广州：世界图书出版广东有限公司，2012.7

ISBN 978-7-5100-4817-3

Ⅰ.①家… Ⅱ.①曾… Ⅲ.①老年保健学 Ⅳ.①R161.7

中国版本图书馆 CIP 数据核字(2012)第 133820 号

家有父母

策划编辑　王梦洁　王　慧　黎　维
责任编辑　刘　果
封面设计　朱　雨
出版发行　世界图书出版广东有限公司
地　　址　广州市新港西路大江冲 25 号
电　　话　020-84459702
印　　刷　虎彩印艺股份有限公司
规　　格　165mm×230mm　1/16
印　　张　11
字　　数　185 千字
版　　次　2012年7月第1版　2013年12月第2次印刷
ISBN 978-7-5100-4817-3
定　　价　28.00 元

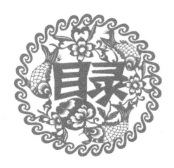

·家家可行的健康小食方·

·长寿金钥匙:起居有时·

·一静不如一动·

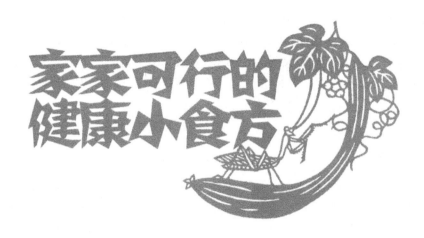
家家可行的
健康小食方

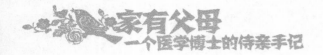
每天一苹果,医生远离我

高血压是岳母多年来的老毛病,她一直都服降压药进行控制。可前段时间岳母血压开始不稳定了,一天早晨去菜市场买菜还一度因为血压飙升忽而觉得头晕目眩,回来一测血压,收缩压竟达到了 180 毫米汞柱,把我们都吓得够呛。我询问了一番,这才明白了原由。之前岳母为了控制好血压,一直十分克制饮食,盐油都不多吃,可长期"清汤寡水"嘴里确实没滋味。我这岳母大人不仅自己做得一手好菜,也是个喜爱品尝美食的"美食家"。缺盐少油的清淡饮食,可把她憋坏了,实在忍不住就又自己动手做了不少美味饱口福,这段时间,盐吃多了,食物油腻了,血压也直线飙升了。

侍亲心得

岳母的情况相信很多朋友都会遇到,高血压和心脏病让很多老年人面对美味佳肴都"望而却步"。忍不住"开荤"的情况也可以理解,嘴里总是淡淡的没有味觉,确实挺难受。可是怎样才能既吃得有滋有味又能控制好血压和胆固醇呢?

我给岳母提供了一个小偏方:每天吃一到两个苹果,既能享口福,又能降低血压和胆固醇。而且,苹果煮熟后降血压效果更好,因为苹果煮熟后,其所含的多酚类天然抗氧化物质含量会大幅增加。多酚不仅能够降血糖、血脂,抑制自由基而抗氧化、抗炎杀菌,还能抑制血浆胆固醇升高。苹果煮熟吃,降压效果增两倍。

苹果对老年人来说是个好东西,民间也有"每天一苹果,医生远离我"的说法。可一般人只知道它能减肥,却很少有人知道它还有辅助降血压的功效。

苹果能够降血压的主要原因是苹果中含有较多的钾,能与人体过剩的钠盐结合,使之排出体外。因此,当人体摄入钠盐过多时,吃些苹果,有利于平衡体内电解质。现代研究发现,人体内的钾每增加一个浓度,就能抵消三个浓度盐的升血压作用,具体原因有两个:一是钾促进了盐的排泄,另一个原因是钾本身也有部分扩张血管的作用。

苹果能够降低胆固醇的原因是苹果本身不含脂肪和胆固醇,而苹果中的果胶能促进胆汁的大量分泌和胆汁酸浓度的增加,从而阻止胆固醇聚结,降低血液中胆固醇的含量,其果胶纤维能"网罗"过量的脂肪,减少血管壁脂肪的积聚,并在人体吸收之前很快地由消化系统排出。

一个值得补充的细节是,煮苹果时要洗净并去芯,因为皮上可能会残留农药,而苹果芯中含有毒素。

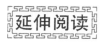
延伸阅读

三种苹果煮法

❶ 苹果猪肉汤

原料:猪肉、苹果、胡萝卜和蜜枣。

做法:猪肉先用水煮5分钟取出,再和苹果一起加水用中火慢煲1~2小时,加上调料和蜜枣即可。

❷ 苹果猪肉丸

原料:苹果半个、面包一块、鸡蛋一个、猪肉一份。

做法:先将苹果切成碎块,面包撕碎与苹果和鸡蛋以及猪肉混合制成丸子下锅。味道鲜美清淡,适合老年人食用。

❸ 苹果煲猪肉

原料:苹果若干个切成块,带皮猪肉一块,花生若干,桂圆肉若干。

做法:除猪肉外,其余材料一起放,若体质怕寒,可放陈皮一块,至水开后放猪肉,煲一个小时左右即可。

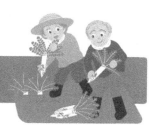

小贴士:新鲜猪肉放在热水中浸洗,会流失营养成分,应用凉水快速冲洗。

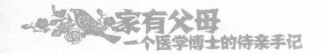

吃芹菜可以治疗失眠

前些年，母亲操心家里儿女的事，经常失眠，每天都到凌晨才入睡，早上很早就醒了。也有时半夜做梦惊醒一次，之后就翻来覆去再也睡不着，睡不着又导致情绪更加烦躁。所以，她总是一直看电视到很晚。

老人如果天天有操心的事，精神状态差，这是病。父母们为子女忙碌了一辈子，操劳了一辈子，当他们步入老年，退休后告别了往日的忙碌，可那根一直为子女紧绷着的神经，何时才能松懈下来呢？作为儿女的我们除了尽量让父母少操心外，有什么其他切实可行的办法为父母治疗失眠呢？我想到了芹菜。

侍亲心得

我尝试着给母亲做了这样一个食疗小方：

芹菜四五根，取其根部及其上 2 厘米部分，约 90 克，放入锅内，加入两碗凉水，放火上煮。待水开后用小火再煮 20~30 分钟，将两碗水煮成大半碗水，即可关火。还可加入酸枣 9 克。睡前半小时左右服用，服用时可适当加些白糖。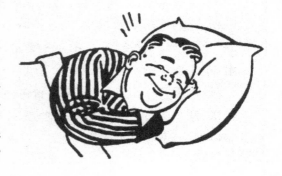

连喝四五天后，母亲的失眠症状果然有所缓解，不但心烦气躁的情况得到改善，睡眠时间也增加了。又坚持喝了一个多星期，晚上睡眠的时间能达到六七个小时了。加上我们子女的陪伴和开导，母亲脸上的愁云总算是逐渐消散。

其实，古往今来，芹菜就被视为佳肴。《吕氏春秋》中就有"菜之美者，有云梦之芹"的记载。相传唐代宰相魏征，就嗜芹菜如命，几乎每天都用糖醋拌之佐膳。

芹菜根本身就是一味中药材，药用价值特别高。香芹根中含有一种叫做丁基苯酞的活性成分,能作用于大脑的边缘系统和间脑,从而起到镇静、安定、催眠的作用。另外,香芹根中含有的芹菜素、挥发油等成分能够对抗兴奋,纠正植物神经功能紊乱,有效消除焦虑、烦躁的情绪。

芹菜不光可以治疗失眠。属于高纤维食物的芹菜,含酸性的降压成分,还可平肝降压。芹菜含铁量较高,还能养血补虚。另外,芹菜中含有的丰富纤维可以像提纯装置一样过滤体内的废物,经常食用可以刺激身体排毒,对付由于身体毒素积累所造成的疾病。

需要提醒大家的是,芹菜适宜与西红柿、牛羊肉同食,但与鸡肉、黄瓜、南瓜等相克,食用时要尽量避开。芹菜有降血压的功效,因此血压偏低的老人尽量少吃。

延伸阅读

芹菜根的三种做法

芹菜根适量洗净切碎,炒鸡蛋吃,可治头痛。

芹菜根切碎放入粳米中熬成芹菜粥,加一点冰糖,对中老年人高血压、血管硬化、神经衰弱等有辅助治疗作用。

芹菜根90克加橘皮9克、饴糖30克,加水煎服,可治疗咳嗽、气管炎。

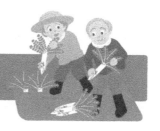

小贴士:老人晚餐应吃得清淡,睡前至少3小时内不要吃东西,以免加重胃肠负担。

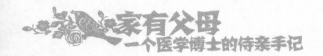
醋蛋液:冠心病的克星

去年清明前后,我的二伯父感觉自己身体状况很不好,总是忽然感到胸闷气短,背部隐隐作痛,浑身无力。后来到医院做心电图、B超检查,最终确诊为冠心病。从此,二伯父开始服用治冠心病药物,但效果并不是很明显。他告诉我,高昂的药费吃得他心疼,所以也不敢长期住院,可是能有什么又便宜又有效的方法呢?

我告诉二伯父,医生给他开的药,都是治疗冠心病的正规药物,如果想要经济实惠的方法,可以试一下醋蛋液。二伯父依法服用,连服了十个月,冠心病症状逐渐消失了。后来经医院检查,二伯父的冠心病好转了,药也不用吃了,至今未复发。二伯父去晨练时,还把这个方法推荐给了另一位晨练爱好者,这位老人的老伴也有冠心病,照着这个方法服用醋蛋液,坚持了一年多,也得到了很好的效果。

侍亲心得

醋蛋液治冠心病的具体方法如下:

把一个生鸡蛋洗净,放入广口带盖容器中,然后将米醋倒入容器内,以淹没鸡蛋为宜(醋量约为100毫升),将盖口盖严。白皮鸡蛋壳薄需浸泡36小时,红皮鸡蛋需浸泡48小时。

蛋壳变软后,把醋液用筷子搅匀,即成醋蛋液。一个醋蛋液可分5~7天服完,不要超过一周。每日起床后、早餐前20分钟空腹服下,每次服用时加入开水2~3倍,再加点蜂蜜调匀服下(软蛋皮可一次吃完)。第一个醋蛋服剩仅够两天量时,再开始制作下一个醋蛋。如果肠胃适应不了蛋液的酸度,应停用。

醋中含有多种有机酸、氨基酸、微量元素和维生素;鸡蛋中则含有丰富的蛋白质和卵磷脂;蜂蜜以葡萄糖和果糖为主,也含有大量氨基酸、矿物质等。蛋壳经醋浸泡后,一部分钙被溶解,形成易被胃肠吸收的水溶性醋酸钙。

醋蛋液提供的营养物质,有助于机体内的细胞再生、分裂,软化血管,增进血液循环,有利于体内基础代谢和物质代谢的正常运行,增强免疫力和抗体效应。它的重要作用是扶正固体,增强体质,有利于抗病,显示出保健与治病作用。因此,民间将醋蛋液看做减缓衰老、延年益寿的"保健饮料"。

延伸阅读

如何选购好鸡蛋

❶ 感官鉴别

用眼睛观察蛋的外观形状、色泽、清洁程度。良质鲜蛋蛋壳干净、无光泽,壳上有一层白霜,色泽鲜明。劣质蛋蛋壳表面的粉霜脱落,壳色油亮,呈乌灰色或暗黑色,有油样浸出,有较多或较大的霉斑。

❷ 手摸鉴别

把蛋放在手掌心上翻转。良质鲜蛋蛋壳粗糙,重量适当。劣质蛋,手掂重量轻,手摸有光滑感。

❸ 耳听鉴别

良质鲜蛋相互碰撞时声音清脆,手握蛋摇动无声。劣质鲜蛋蛋与蛋相互碰击发出嘎嘎声(孵化蛋)或空空声(水花蛋),手握蛋摇动时发出晃荡声。

❹ 鼻嗅鉴别

用嘴向蛋壳上轻轻哈一口热气,然后用鼻子嗅其气味。良质鲜蛋有轻微的生石灰味。

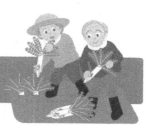

小贴士:烧鱼、炖肉、炖排骨时放些醋,能溶解其中的钙质,以利于身体的吸收,防止老人的骨质疏松。

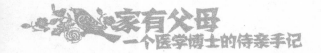
鱼鳞——被丢弃的营养

每次母亲买鱼，都要让商家把鱼收拾得干干净净，刮掉鱼鳞，去除内脏后再拿回家。可后来有一次她奇怪地问我：为什么如今市场上很多人都喜欢买未被收拾的"整鱼"？鱼鳞有腥味不好吃，还容易被卡到，这不是无形中给自己添麻烦吗？我告诉她，这些顾客可都称得上养生专家了，因为他们这可是在进行如今十分流行的"鱼鳞食疗"。

母亲听说后，十分好奇为何原来被丢掉的鱼鳞也能用来养生，于是连忙向我询问了"鱼鳞餐"的食谱，决定尝试尝试。我将方法告诉母亲后，她照着法子做了一次，一家人赞不绝口。后来，母亲也成了买鱼大军中的"整鱼"一族。

侍亲心得

鱼鳞质地坚硬，和鱼一起烹制会影响鱼的口感，所以在烹调前还是应把鱼鳞、内脏等去除，再把鱼鳞单独收集起来，用专门的方法进行烹制，不但口感好而且易于吸收。鱼鳞有很多种做法，在这里我推荐一种"凉拌鱼鳞冻"的做法：

用清水洗净鱼体，刮下鱼鳞，再用清水把鱼鳞漂洗沥干，放进高压锅内，加适量的醋(除腥味)。将鱼鳞和水以5：8的比例配好，用大火煮10分钟，再改用文火煮20分钟，熄火减压。开锅将蜷缩的鳞片及杂渣捞出，液体倒入容器中，静止冷凝成胶冻状，将鱼鳞冻切片，根据喜好，可加入蒜泥、醋、白糖、辣椒油、香油或芝麻酱为作料，和适量蔬菜(黄瓜、白菜心、香菜等)拌匀即可食用。

鱼鳞含有较多的卵磷脂，有增强大脑记忆力、延缓细胞衰老的作用。鱼鳞中丰富的蛋白质、脂肪和多种人体必需的微量元素，能预防老年人骨质疏松与骨折。鱼鳞中所含的多种不饱和脂肪酸，可在血液中以结合蛋白的形式帮助传递及乳化脂肪、减少胆固醇在血管壁上的沉积，具有防止动脉硬化、预防高血压及心脏病等多种作用。

此外，鱼鳞中含有大量的胶原蛋白，也称骨胶原。胶原蛋白的功能是作为结缔组织的黏合物质而使皮肤富有弹性。补充胶原蛋白可以使细胞变得丰满、完整,保持皮肤弹性与湿润,能有效防止皮肤老化。而鱼鳞胶原蛋白与其他胶原蛋白相比,其蛋白质易被分解、消化和吸收,能增加血液中的氨基酸,同时又能促进胶原蛋白生成,人们服用后效果比较明显。

延伸阅读

被扔掉的"营养"

❶ 鱼眼睛

特别是金枪鱼科的鱼眼睛,含有相当丰富的二十二碳六烯酸(DNA,俗称脑黄金)和二十碳五烯酸($\Omega-3$脂肪酸,简称 EPA,是对人体有益的脂肪酸)等不饱和脂肪酸。这种天然物质能增强大脑记忆力和思维能力,对防止记忆力衰退、胆固醇增高、高血压等多种疾病非常有好处。

❷ 橘络

橘络中含有一种名为"路丁"的维生素,能使人的血管保持正常的弹性和密度,减少血管壁的脆性和渗透性,防止毛细血管渗血、高血压病人发生脑溢血及糖尿病人发生视网膜出血。对于平时有出血倾向的人,特别是有血管硬化倾向的老人,食橘络更有裨益。

❸ 葡萄皮

葡萄皮中含有比葡萄肉和葡萄籽更丰富的白藜芦醇,这种物质能预防心脑血管疾病。葡萄皮中还含有一种能降低血压的黄酮类物质,能防止动脉粥样硬化,保护心脏。

❹ 西瓜皮

西瓜皮的清热解暑作用比西瓜瓤更好。新鲜的西瓜皮有消炎降压、促进新陈代谢、抗坏血病等功效,能提高人体抗病能力,预防心血管系统疾病的发生。晒干后的西瓜皮可制成中药"西瓜翠衣",具有良好的清热解毒作用,常用来治疗口干、咽喉干燥疼痛等多种疾病。

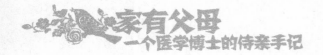
饭后即食水果易便秘

　　每逢节假日,兄弟姐妹都会回来看望父母,母亲一高兴,总是做一桌子美味佳肴。每次吃完饭后,母亲都会端上一大盘洗好削好的水果。母亲这一贴心的举动,却总是引起我的批评。不是我不孝顺,这可是为了父母和兄弟姐妹好。因为饭后吃水果确实不科学。

侍亲心得

　　不光母亲,中国人大多都习惯饭后吃水果,在饭店吃饭,饱餐一顿后,饭店往往会赠送一个果盘,大家悠闲地边吃水果边聊天。在很多人的眼里,饭后吃水果似乎已成为一种习惯,认为这样可以促进肠道蠕动,使大便通畅。实际上,在饭后马上吃水果,食用的水果堵塞在胃中,很容易腐烂而形成胀气,时间久了,就会引起便秘。而且,水果中的果胶有吸收水分、增加胃肠内食物湿润程度的作用,会加重胃的负担。

　　此外,肉类和水果在胃内停留排空的时间不一样,肉类比水果排空的时间长得多,如果水果在胃内停留过久,将产生对人体有害的物质。再者,饭后吃水果往往是在吃饱或吃得过饱的情况下再添加的,一般只是主食的一点点缀,吃的量很少,达不到人体对水果中营

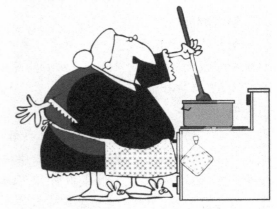

养的要求。若饭前1小时内吃水果,则会减少对正常饮食的摄入量。当然,对于身体肥胖或需要减肥的人士来说,饭前适当吃些水果可以产生饱腹感,控制少吃一些主食。

民间有一种说法，"早上吃水果是金，中午吃是银，晚上吃就变成铜了"，但这个说法并无科学依据。一般来说，全天的水果量不要低于200克，分为2~3次食用完即可。饭后两三个小时，或在饭前一小时吃水果为宜，对早晚时间上并无严格的要求。

延伸阅读

老年人吃水果的注意事项

❶ 西红柿、柿子、橘子、山楂、香蕉等不能空腹吃。

西红柿中含有果胶、可溶性收敛剂等，如果空腹吃，会导致胃酸浓度增高，引起胃胀、胃痛；柿子中所含鞣质与胃酸凝结则易形成"柿石"，患有胆结石、肾结石的病人吃柿子也要慎重，以免导致结石越来越多；橘子中含大量糖分和有机酸，空腹食之则易产生胃胀。这类水果最好避免在饭前吃。而苹果、桃子等性质温和的水果则可在饭前1小时吃。

❷ 年老体弱者不宜吃含酸性、糖分过多的水果。

❸ 胃寒体质的老人应尽量少食梨等生冷的水果。

❹ 易引起上火的水果，如杏、荔枝等，一次食用量最好不要超过50克。

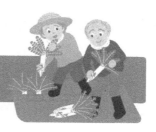

小贴士：糖尿病人可食的水果有：李子、杏、琵琶、菠萝、草莓、樱桃等。

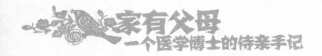

饭后不宜立即喝茶

我的母亲有个习惯,喜欢放下饭碗便端起茶杯。饭饱之后端起一杯热气腾腾的浓茶,喝上两口,十分惬意。饮茶,也成了母亲的一项爱好,普洱、铁观音、大红袍……爱好颇为广泛。母亲说,这个习惯是从她的祖母那儿就传下来的,小时候,老人们总说饭后喝茶能促进消化,还有"饭后一杯茶,医生饿着爬"的说法。可我却十分反对母亲这个习惯。

侍亲心得

母亲认为我的反对是大惊小怪,认为祖祖辈辈传下来的习惯怎么就不利健康了,也没见喝出什么毛病。我只好耐心向母亲解释,帮助母亲改掉这个坏习惯。

食物进入胃中,要经过各种酶和胃酸的作用,才能转化为人体可以吸收的营养物质。饭后立即喝茶,会冲淡胃液,延长食物消化时间,给胃增加负担。而且,茶叶中的鞣酸还会抑制胃液和肠液的分泌,刺激胃黏膜和肠道黏膜,引起胃功能失常,导致消化不良,阻碍肠道对营养物质的吸收,十分不利于健康。

此外,茶中的茶碱具有抑制小肠吸收铁的作用,饭后饮用 15 克茶叶冲泡的茶水,会使食物中铁的吸收量降低 50%。有些人正是看中了饭后一杯茶具有影响人体消化和吸收食物营养的作用,才把它作为一种减肥美容的"有效"方法。但是长期坚持这样的习惯,会引起胃肠功能失调和营养不良。

听了我"苦口婆心"的劝说加上时时刻刻的"监督",母亲总算是把这饭后喝茶的毛病给改了过来。可母亲也产生了一个疑问:既然饭后不能喝茶,那吃点什么好呢?

我的建议是:喝点梨汁。

梨汁富含膳食纤维,是最好的肠胃"清洁工"。饭馆里的饭菜大都以"味"取胜,食物多油腻或辛辣,吃后容易诱发便秘。而饭后喝杯梨汁,能促进胃肠蠕动,使积存在体内的有害物质大量排出,避免便秘。而加热过的梨汁中还含有大量的抗癌物质———多酚,因此,饭后喝一杯梨汁有加速排出体内致癌物质的功能。

中医称梨为"百果之宗",梨具有生津止渴、润燥化痰、润肠通便的功效。除梨汁外,建议还可将梨与猪肺、山药、川贝、杏仁等搭配,如雪梨猪肺汤、杏仁雪梨山药糊等,作为饭后的补充,保健效果会更上一层楼。

需要注意的是,风寒咳嗽、腹部冷痛、脾虚便溏者要少喝梨汁。梨汁含糖量高,糖尿病患者当慎用。

延伸阅读

饭后还可吃点什么

❶ 吃食油腻食物后吃一个核桃

核桃中的特殊氨基酸能减少高脂肪对动脉血管的损害,保持动脉的柔软与活力,防止动脉硬化。

❷ 吃玉米后喝点玉米水

玉米水具有利尿消炎、预防尿路感染、去肝火等功效。饮用时不妨加少量白糖或冰糖,以改善口感。

❸ 吃食火锅后喝点酸奶

酸奶可以保护胃肠道黏膜。酸奶中含有乳酸菌,可酸化肠腔,抑制腐败菌生长,减弱其在肠道中产生毒素,从而防止腹泻、腹痛等症状发生。

❹ 吃蟹后喝杯生姜红糖水

蟹肉性寒,对脾胃虚寒的人不利,尤其是慢性胃炎患者。进食蟹肉后喝一杯生姜红糖水,有暖胃、驱寒的作用。

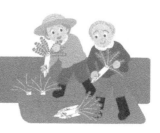

小贴士:茶叶的多酚类物质对肠胃粘膜具有一定的收敛作用,因此便秘患者不宜饮茶。

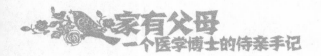

热酒少伤肝

　　每逢过年过节，我都要妻子陪去看望岳父岳母。岳父可是一位名副其实的"酒中仙"，大半辈子都与酒打交道，没事儿就爱小酌两杯，饮酒品酒，俨然成了生活的乐趣。于是，每次陪岳父喝酒就成了我的一项"艰巨任务"。

　　岳父退休后，因为身体的原因，酒量大减，但每次只要是儿女们来看他，这"翁婿对饮"的场面可是少不了的。岳父高兴，可家人却十分担心他的身体。过量饮酒十分不利于健康，特别是白酒，直接伤肝，还会造成免疫力下降，容易感染其他疾病。那么，怎样喝酒才既能尽兴又能减少危害呢？

侍亲心得

　　我用的方法是：喝白酒先烫再饮。

　　白酒的主要成分是乙醇（酒精），除此外还有醛。饮酒过多会引起酒精中毒。醛虽然不是白酒的主要成分，但对人体的损害要比酒精大得多。可是醛的沸点低，只有 20℃ 左右。所以只要把酒烫热一些，可以使大部分醛挥发掉，这样对人身体的危害就会少一些。

　　此外，喝酒之前半小时，可以喝瓶牛奶，可以是纯奶或者含糖的牛奶，这样能预防酒醉性胃炎、脱水症等。饮加砂糖或蜂蜜的牛奶，也可促进乙醇分解，保护胃黏膜。

延伸阅读

　　减少喝酒危害的小窍门

　　空腹时不要饮酒。应一面饮酒，一面进食，酒在胃内停留时间长，酒精受胃酸的干扰，吸收缓慢，就不易酒醉。

　　不要多种酒混合饮。因为各种酒成分、酒精含量不同，互相混杂，会起变化，使人饮后不舒适，甚至头痛、易醉。

不要大口猛喝。要慢慢喝，不时停顿一下，喝酒时不要喝碳酸饮料，如可乐、汽水等，以免加快身体吸收酒精的速度。

喝白酒时，要多喝白开水，以利于酒精尽快随尿排出体外；喝啤酒时，要勤上厕所；喝烈酒时最好加冰块。

喝酒时多吃绿叶蔬菜和豆制品：绿叶蔬菜中的抗氧化剂和维生素可保护肝脏，豆制品中的卵磷脂也有保护肝脏的作用。

饮酒后切不要洗澡。人饮酒后体内贮存的葡萄糖在洗澡时会被体力活动消耗掉，引起血糖含量减少，体温急剧下降，而酒精抑制了肝脏正常的活动，阻碍体内葡萄糖贮存的恢复，以致危及生命，引起死亡。

不要用药酒作宴会用酒。某些药物成分可能跟食物中一些成分发生矛盾，或者起化学变化，喝了后会令人恶心、呕吐和不适。

最好的醒酒物不是茶水，更不是雪碧与可乐，而是果汁。果汁，特别是橙汁、苹果汁能起到很好的解酒作用，因为它们含有果糖，可以消耗更好地消耗。

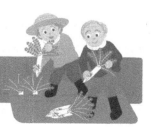

小贴士：人每天可摄入的饮酒量应限制在45克左右，红葡萄酒虽有益健康，也以每天2~3杯为宜。

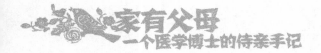

驻颜小偏方

很多人一退休,就会有突然衰老的感觉,有人称这种现象为退休综合征。小姨就是在退休后短短一年内,发觉自己一下子老了。除了心理上的不适应,她还发现脸上、手臂上的斑越长越多。这可把爱美的小姨给急坏了。

不少爱美的老年人,发现脸上出现了"老年斑"觉得是青春美的消逝、早衰的象征,心急如焚。衰老是人生必经的阶段,不必过分担心,只要加强保健,老年斑也可以"擦"干净。

侍亲心得

人到中年以后,体内的许多生理活动就开始走"下坡路"了,血液循环功能下降,新陈代谢减慢,细胞和组织逐渐退化和衰老。再加上饮食中的不饱和脂肪酸氧化后和蛋白质结合,就会形成棕黑色的"脂褐素"沉积在细胞内。逐渐衰老的组织和细胞已无法排除这些棕黑色颗粒,它们大量堆积在皮肤内,就形成了老年斑。

我告诉小姨不要着急,可以通过这些办法"擦"掉老年斑:

1. 把维生素 E、维生素 A 胶丸刺破,涂抹在老年斑处,每天 3 次。还可以每天服用维生素 C 500 毫克和维生素 E 100 毫克。其次是维生素 A、B_1、B_2,它们具有使皮肤柔腻、光滑、润泽,舒展皱纹,减褪色素,消除斑点的功效。

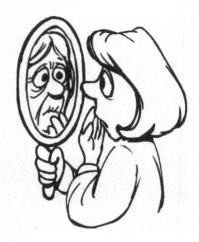

维生素 E 是公认的优秀抗氧化剂,能阻止脂褐素形成,长期服用的话,老年斑中的脂褐素就没有了后续来源,自然新陈代谢之后,斑点就会慢慢变淡,直至消失殆尽。

2. 把姜洗净切成片或丝,加入沸水冲泡

10 分钟,再加一汤匙蜂蜜搅匀,每天饮用一杯不间断,可明显减轻老年斑。也可将姜切碎,拌上精盐、味精、辣椒油等调料,长期食用。

生姜中含有多种活性成分,其中的姜辣素有很强的对抗脂褐素的作用。蜂蜜里则含酚酸,有明显的抗氧化作用,两者搭配,可有效去除老年斑。

3. 每周吃 2~3 次洋葱。洋葱生吃效果最好,适量加点醋,效果还会增强。具体做法是:新鲜洋葱 1 个,切丝,浸泡在凉开水里 20 分钟,沥干水后,把洋葱丝放入盘内,倒入醋(陈醋、水果醋均可),至醋液完全没过洋葱丝,搅拌,食用即可。

洋葱中含有硫质和人体必需的维生素等营养成分,能消除体内不洁废物,使机体保持洁净。

小姨照着我的方法内服外敷了一个月之后,高兴地打电话告诉我,效果非常显著,自己脸上的斑真的变淡消失了。小姨说,她不光自己坚持使用,还把我的方法推荐给了朋友,也收到了不错的效果。

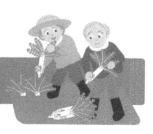

小贴士:洋葱适宜的人群很多,如糖尿病、高血压、高血脂、动脉硬化等心血管疾病患者都可食用。

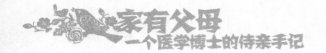
老打嗝怎么办

有一天,我发现父亲持续不断地老打嗝,仔细一问,他说这种情况已经持续了两三天了。父亲自己尝试了各种方法,比如吞饭团、受惊吓、大口喝水等,都没止住,只好索性不理了。母亲在一旁抱怨,说肯定是因为前些天吃饭的时候说话太多了。

健康人偶发的打嗝不足为奇,大都是轻微而且能自愈的。但是,如持续性打嗝,则难以忍受,妨碍休息。

侍亲心得

其实,打嗝是生理上常见的现象,是因为横膈膜痉挛收缩而引起的。横膈膜不是分隔胸腔和腹腔的一层膜,而是一大块肌肉。它每次平稳地收缩,我们的肺部便吸入一口气。和身体其他器官一样,膈肌也有神经分布和血液供应。当引起打嗝的诱因刺激到膈神经后膈肌发生痉挛性收缩,于是出现打嗝症状。

引起打嗝的原因有多种,包括胃、食管功能或器质性改变,也有可能由外界物质生化、物理刺激引起。比如,进入胃内的空气过多而自口腔溢出、精神神经因素(如迷走神经兴奋、幽门痉挛)、饮食习惯不良(如进食、饮水过急)、吞咽动作过多(如口涎过多或过少)等,而胃肠神经官能症、胃肠道慢性疾病引起胃蠕动减弱所致的打嗝则发病频繁且治疗后不易改善。

看着父亲难受的样子,我立即教了他一种方法:

吃1~2匙白糖,用温开水徐徐服下,再深吸一口气,憋气少许,而后慢慢将气呼出。

父亲依法照做之后,打嗝果然立即停止了。白糖之所以能缓解打嗝,是因为味道甘甜的食品能够起到镇静作用,能抑制横膈膜神经的反应,从而减缓打嗝症状。

下面,我再介绍几种简单的打嗝疗法:

1. 用棉棒伸进口腔里,在软腭中心部位轻轻按摩。

2. 用指甲或火柴头、牙签按压耳轮脚刺激 1～3 分钟。

3. 用手指堵住耳朵,通过刺激耳朵里的神经末梢,迷走神经会做出相应反应,进而停止打嗝。但是,堵住耳朵时,要避免用力过猛或指甲过长导致耳道疼痛或受损。因此,动作要轻柔一点,手指塞进耳朵不要太深。

4. 用一纸袋或食品塑料袋套入口鼻部,反复呼吸袋内的气体,利用自己呼出的二氧化碳来刺激呼吸中枢。

5. 以软质纸搓成细捻,送入鼻腔轻轻捻转,打个喷嚏,即可止嗝。

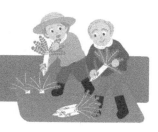

小贴士:老年人吃饭应细嚼慢咽,每口饭最好能咀嚼 20 次,以利于肠胃吸收。

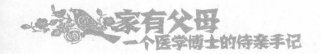
常食木耳，防治脑血栓

院子里的蒋奶奶70多岁了，几年前突发脑血栓，早晨躺在床上昏迷不醒，子女几小时之后才发现。送医院抢救之后，留下了半身不遂的后遗症，身体右半边不能动弹，说话也说不清楚。自从蒋奶奶出院回家后，儿子罗大哥和妻子就一直鞍前马后地侍奉着，希望能让蒋奶奶的身体状况有所好转，可几个月过去了蒋奶奶还是迈不了步，只能躺着或坐着。这可急坏了罗大哥，生怕自己母亲以后的日子要在床上度过了。罗大哥着急地向我讨教，怎样才能使母亲的肢体功能有所恢复。

侍亲心得

我给罗大哥的建议是：治疗的药物一定要坚持吃，按摩和锻炼活动一定要坚持做。此外，可以坚持服用一个验方"姜片木耳茶"，能帮助恢复。

"姜片木耳茶"的具体做法是：黑木耳7克，生姜10片。每天早晨先用冷水将黑木耳浸泡10分钟，洗去杂质，然后和切好的生姜片放在茶杯里用开水沏，待稍凉后饮用。杯里的水饮完后，继续倒入开水沏泡，随渴随喝。

罗大哥回去依法炮制，蒋奶奶一直坚持喝到现在，瘫痪的肢体慢慢有了知觉，后来也能迈开脚慢慢走路了，说话也能让人听清了。

生姜、有机黑木耳均是常用食物。生姜味辛、性温，具有发表散寒、和胃止呕、温肺止咳、抗炎抑菌、祛痰利胆、促进胃液分泌等作用，常用于外感风寒、胃寒呕吐、寒痰咳嗽等病症。有机黑木耳味甘、性平，具有补气血、润肺、止血等作用，具有抗氧化、调血脂、软化血管、止血等作用，有助于降低血液黏度，让血液畅通，避免罹患脑血栓及冠心病。有机黑木耳与生姜配合代茶常饮，可起到润肠通便、益气宣肺、升清降浊之效，对于血脂异常、高血压、动脉硬化、便秘等症均有一定的治疗和保健作用，且无明显的副作用。

家中有老人或血黏度过高的人，应防患于未然，不妨将黑木耳列入每日的饮食中,一天5~10克,有助于降低血液黏度。

我还向大家推荐一款预防心脑血管病的经典食疗方:有机黑木耳瘦肉汤。

具体方法是:有机黑木耳10克,瘦猪肉100克,生姜3片,红枣5枚,共煮熟,放少许盐调味,吃肉喝汤,每年冬季连吃45天可见效果。

延伸阅读

脑血栓吃什么水果好

❶ 枣

枣能够辅助治疗心脏病、高血压,缓和动脉硬化,从而预防脑血栓。

❷ 柑橘

在水果中,柑橘含抗氧化成分最高,可预防血栓形成,经常食用,可预防心血管疾病及脑血栓。

❸ 柿子

柿叶含大量Vc,具有降压、保护心血管等作用,柿子中含维生素较一般水果高,对于预防心脏病、心梗、中风都大有益处,其含有一种酚类化合物,有预防动脉硬化、降低心血管疾病发生率的功效。

❹ 草莓

草莓是富含维生素和果胶物质的水果,能防治动脉粥样硬化、冠心病、脑溢血,对防治高血压有一定功效。

❺ 猕猴桃

猕猴桃含多种微量元素、维生素,尤其Vc和硒含量丰富,长期食用可降血压、血脂等症,猕猴桃汁对治疗心绞痛、高血压、心律失常有好处。

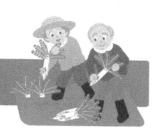

小贴士:食用猕猴桃后不要马上喝牛奶或吃其他乳制品,否则容易出现腹部不适。

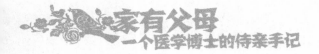
治鼻炎的小偏方

去年春天，全家人一同去郊外踏春，谁知一回来后父亲就喷嚏连天、鼻涕不止。我一看这症状就知道，一定是父亲外出时接触了花粉等过敏源，犯了过敏性鼻炎，连忙给父亲采取了措施，将鼻炎症状遏制在了初期阶段。

春天到来，草长莺飞，不少市民纷纷外出踏青。春季细雨纷纷，湿度较高，且空中悬浮物较多，一些致病微生物、花粉、粉尘、尘螨等过敏源重新活跃起来，使过敏体质者出现鼻痒、鼻塞、流涕、头痛头昏等一系列症状。而由于南方气候潮湿，所以患鼻炎的人尤其多。

侍亲心得

我给父亲使用的方法是这样的：将大葱适量去皮洗净后捣烂，取大葱汁，每日用棉棒蘸少量塞于鼻孔内，保持数分钟；失去刺激性后再换新棉棒。每次30分钟，每天3次。

葱汁气味辛香，有通鼻窍、杀菌镇痛的作用，有助于鼻炎症状的缓解，葱汁的黏滑性还能对鼻中隔黏膜起到保护作用。

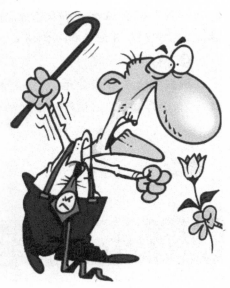

但需要注意的是，鼻炎的症状与感冒很相似，一般人难以分别，很容易忽视这种情况，待到发现症状严重时再去就诊，却已经过了治疗的最佳时期，治愈的难度也加大。所以，朋友们在出现反复打喷嚏，却没有喉咙痛、头痛等症状时，应该引起警惕，及时采取措施。春季是鼻炎的高发期，也是治疗鼻炎的最佳时机,因此,不管是有鼻炎老毛病的人还是初患鼻炎的人,把握时机及时治疗,是可以治愈鼻炎的。

延伸阅读

乾隆御医的治鼻炎妙方

乾隆年间,宫廷有个御医叫黄元御,他善于治过敏性鼻炎,而他在诊病时往往是根据患者的鼻涕开方子。

如果患者流的是清鼻涕,那就给开桔梗9克、元参9克、杏仁9克、橘皮9克、法半夏9克、茯苓9克、甘草6克、生姜9克。

如果患者流的是黄鼻涕,那就开五味子5克、生石膏9克、杏仁9克、法半夏9克、元参9克、茯苓9克、桔梗9克、生姜9克。

黄元御的方子相对比较安全,方子里的药物,除了法半夏,剩下的都是食物,大家可以尝试服用。一般三服见效,若无效果,则应停用;若见效,服用六服较为合适。孕妇不可服用,儿童用量减半。

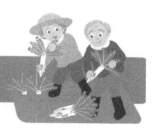

小贴士:经常用双手食指搓鼻梁的两侧,可以使鼻腔畅通,并可起到防治感冒和鼻炎的作用。

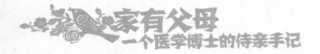

白糖腌海带治慢性咽炎

小姨是一位资历颇深的中学教师,勤勤恳恳教学四十余年,桃李满天下。在培育出一代代得意门生的同时,小姨自己也落下了职业病——慢性咽炎。每年秋冬,慢性咽炎症状常常加重,咽部红肿、咽喉干燥痛痒,把小姨折磨得苦不堪言。

小姨说,自己认识的老师几乎在不同程度上都患有慢性咽炎。的确,教师长期超负荷讲课及发音方法不科学,使喉部和咽部黏膜在强气流的长期冲击下充血肿胀,易发生慢性咽炎。这个一直困扰着许多教师的问题却总被忽视。殊不知,咽炎并非小病,如果不能得到及时治疗,对健康危害将会非常严重。

我给小姨介绍了一个方子——白糖腌海带。小姨自己吃后发现效果不错,还推荐给了自己的同事,都收到了不错的效果。

侍亲心得

我推荐给小姨的方子是这样的:生海带250克,冷水泡开,洗净切丝,在开水中烫一烫,捞出,用100克白糖将海带丝拌匀,腌制3天后食用。每天空腹吃一次。每次一小碟,连续食用15天即可。

症状得到明显缓解后,一定要保持一段时间清淡、正常的饮食,禁忌油腻、麻辣等食物及饮酒,以免对咽部产生刺激,引起咽炎复发。但是,此方只适用于慢性咽炎中的痰热蕴结型,此类型的主要症状是咽喉不适,受凉、疲劳、多言之后症状较重,咳嗽,咳痰黏稠,口渴喜饮,咽黏膜充血呈深红色、肥厚,有黄白色分泌物附着,舌红,苔黄腻,脉滑数。脾胃虚寒者忌服,甲亢患者禁用,糖尿病患者勿用白糖。

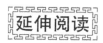

延伸阅读

慢性咽炎的注意事项

❶ 合理饮食

吃饭要保证时间和质量,若长时间饥饿,或暴饮暴食,则会导致胃肠功能紊乱,影响消化和吸收,造成体质衰弱,容易感冒,加重咽炎。有的人喜欢吃过热、过冷或辛辣刺激食物,或嗜饮浓茶,使咽部黏膜经常处于充血状态,加重咽部不适症状。另外,进食过快,食物未经细嚼就吞咽,粗糙饭团使咽部负担加重,炎症难以消除,并容易被混杂在食物中的异物(如鱼刺等)扎破黏膜,加重炎症。

❷ 坚持锻炼

生活要有规律,劳逸结合,养成体育锻炼的好习惯。多进行室外活动,呼吸新鲜空气,接受阳光照射,常用冷水洗澡擦身,能使人精力充沛,增强对冷热的适应力,提高抵抗能力。

❸ 预防感冒

伤风感冒是引起急性咽炎和慢性咽炎急性发作的主要原因之一,而且发病率很高。因此,应注意天气的冷暖变化,随时增减衣服,活动出汗后不要马上到阴冷地方,或吹风、冲冷水澡。睡觉时应关上电扇,避开风口处。在感冒流行季节,尽量少去公共场所,以免相互传染。可服用一些预防感冒的中草药,如贯众、银花煎剂、板蓝根冲剂等。

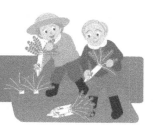

小贴士:慢性咽炎患者宜经常饮用绿茶蜂蜜饮、百合绿豆汤,可清热润肺,养阴生津。

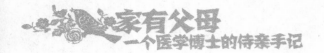
枸杞鸡蛋羹防治老花眼

父亲以前视力特别好，还经常炫耀自己年轻时参加过空军体检。可还不到50岁的时候，父亲就出现了"老花"症状，看细小的字模糊不清，必须要将书本拿远才能看清上面的字迹。父亲很郁闷，为何自己大半辈子英姿飒爽，现在却要戴眼镜。因为不服老，父亲一直硬撑着不肯戴老花镜来矫正视力，旁边有人在的时候还从来不把书拿远了看，即使眼前一片模糊。其实，这样即使勉强看清近目标，也会由于强行调节、睫状肌过度收缩，产生种种眼睛疲劳现象，如头痛、眉紧、眼痛、视物模糊等。

侍亲心得

如何既不伤了父亲的面子，又帮助他改善"老花"症状呢？

我尝试了这样一个方子：枸杞鸡蛋羹。做法很简单：枸杞20克，与两个鸡蛋调匀后蒸熟服用即可。

枸杞性味甘平，归肝、肾两经，有滋补肝肾、益精明目、养血的功效。中医很早就有"枸杞养生"的说法，认为常吃枸杞能"坚筋骨、轻身不老、耐寒暑"。枸杞有保护和营养视网膜组织的作用，可使视网膜组织中的维生素 C 含量增加，从而增强视力。此外，枸杞还具有提高机体免疫力、抗衰老、保肝、降血糖、软化血管、降低血液中的胆固醇与甘油三酯水平的作用，对脂肪肝和糖尿病具有一定的疗效。所以，它常常被当做滋补调养和抗衰老的良药。而鸡蛋性味甘、平，归脾、胃两经，可养血、滋阴、润燥，用于防治气血不足引起的多种症状，是扶助正气的常用食品。枸杞与鸡蛋共同煮食，在功效方面可起到协同作用，可预防和治疗中老年人的老花眼，对肝肾不足引起的头晕多泪也有效。

预防老花眼的药膳方法还有很多，如桑葚糖、鸡肝羹、决明枸杞茶等，都有一定疗效。

桑葚糖：取桑葚 500 克(鲜品加倍)捣成泥状，与白糖 500 克加水适量共熬，待糖液泛黄并能提起细丝时,倒在涂有麻油的干净玻璃或瓷砖上,待冷却后切成糖块,随时含服。此方对滋补肝肾亏虚亦有疗效。

鸡肝羹:鸡肝1个,洗净切碎,加大米250克、豆豉20克,同煮后服用。此方对眼花视物不清者适宜。

决明枸杞茶:草决明、枸杞各12克,沸水冲泡当茶饮服,有滋补肝肾、清肝明目的功效。

如果症状严重,食疗方法效果不理想的,也可以服用一些滋补肝肾、益精明目的中成药,如明目地黄丸、石斛夜光丸等。但建议广大青年朋友,若父母老花症状严重,一定要劝说父母佩戴老花镜进行矫正。

延伸阅读

老花眼的自我护理

❶ 经常眨眼,利用一开一闭的眨眼方式来振奋、维护眼肌,然后用双手轻揉眼部,这样能使眼肌经常得到锻炼,延缓衰老。

❷ 经常转动眼睛,因为眼睛经常向上、下、左、右等方向来回转动,可锻炼眼肌。

❸ 正确掌握阅读方法,读书时要舒适地坐着,全身肌肉放松,读物距离眼睛30厘米以上,身体不要过分前倾,否则会引发背部肌肉的劳损。不要在床上躺着看书,过度疲劳时不要强行读书。

❹ 从暗处到阳光下要闭目,不要让太阳光直接照射到眼睛。看电视、电影的时间不宜过久,保护好视力。

❺ 按摩眼睛,两手食指弯曲,从内眼横揉至外眼角,再从外眼角横揉至内眼角,用力适中;再用食指尖按太阳穴数次。每日早、晚各做一遍,不仅可推迟老花眼的产生时间,还可防治白内障等慢性眼病的发生。

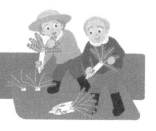

小贴士:糖尿病人的视力会因血糖波动而变化,应在血糖控制良好并较稳定的时期去配老花镜。

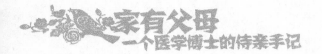

老年人夏季进补不宜喝鸡汤

夏季一到，大大小小的餐馆纷纷打出药膳招牌，推出各种菜品、滋补汤、靓汤。妹妹说要带爸妈去尝试尝试，好好尽尽孝心，给父母补一补。到餐馆一看，我就发现，虽说外面的餐馆高级，可不懂养生之道的商家大有人在。养生保健辅助食疗，药膳的确有好处，但是，进补可不能乱补。夏季本来是要以清补为主打，可是有一些菜馆却偏偏要推荐乌鸡汤、老母鸡汤这样一类温补的靓汤，这对许多人来说就适得其反。跟着那些不懂行的人去，还真可能吃出问题。

侍亲心得

其实，夏季的正确选择，应是鸭汤或鸽子汤。

老年人、体弱多病者，或处于恢复期的病人，都习惯于用老母鸡来炖鸡汤喝，并以此进"补"，甚至还认为鸡汤的营养价值比鸡肉好。其实，鸡汤的营养价值与鸡肉比起来大为逊色。高胆固醇血症、高血压、肾脏功能较差者、胃酸过多者、胆道疾病患者等就不宜多喝鸡汤。如果盲目以鸡汤进补，只会进一步加重病情，有害无益。

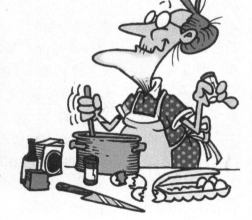

鸡汤中含有一定的脂肪，患有高血脂症的病人多喝鸡汤会促使胆固醇进一步升高，还会引起动脉硬化、冠状动脉粥样硬化等疾病。而高血压患者如果经常喝鸡汤，除了会引起动脉硬化外，还会使血压持续升高，很难降下来。患有消化道溃疡的老人也不宜多喝鸡汤，因为鸡汤有较明显的刺激胃酸分泌的作用，会加重病情。另外，肾脏功能较差的病人也不宜多喝鸡汤,因为鸡汤会增加肾脏负担。因此,老人喝鸡汤时一次最好不要超过200毫升,一周也不要超过两次。

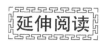
延伸阅读

药膳进食原则

药膳、滋补汤,并不是谁都可吃,食用药膳的总原则是辨证施膳。

❶ 四季进补之要诀

中医认为,春季应补肝,夏季应强心健脾,秋季应清肺润肺,冬季重在补肾;掌握这个总体原则,通常就不会出现大错。

❷ 反季节食品进补

中医认为,药膳食疗要学会冷热平衡,比如夏季吃羊肉火锅,最好加入一些凉性的配料或配菜,以中和羊肉的温热之性。

❸ 食补重在讲平衡

中医食补讲究平衡,不只是强调一道菜的平衡,而是一顿饭的平衡,保证食物多样性,最好什么都吃点,但什么都别吃太多,以免物极必反。

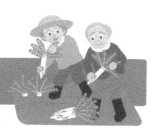

小贴士:煲汤中途加水,会使蛋白质突然凝固,不能充分溶解于汤中,有损汤的美味。

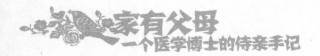

晚上才是喝牛奶的黄金时间

　　每次过年过节,晚辈们来探望长辈总是大包小包地提着各种补品。其中最多的就数牛奶了。节一过完,家里可真是"牛奶成堆"。母亲怕喝不完过了保质期会浪费,于是每天早上都坚持喝一盒牛奶。我告诉母亲,早晨不要喝牛奶。母亲很疑惑:牛奶是最营养的东西,怎么早喝晚喝也有区别?

　　有一次跟邻居家的李奶奶聊天时,她告诉我,自己早晨一喝牛奶就拉肚子,看着那么多牛奶也只能丢在一边了。我告诉她,这种情况就尽量不要喝纯牛奶,可以改喝酸奶。

侍亲心得

　　一般人总认为早晨喝牛奶最佳,其实恰恰相反。早晨空腹喝牛奶,营养效果最差。这是因为,空腹喝下去后,牛奶会很快经胃和小肠排进大肠,结果牛奶中的各种营养来不及消化吸收就进入大肠,造成浪费。

　　那么,什么时间喝牛奶最佳呢? 答案是,晚上喝牛奶效果最好。

　　人体在午夜后,血液中的钙含量下降,叫做低血钙状态。为了满足血液中的含钙量的要求,机体内部要实行调整,骨骼组织中有一部分钙进入血液。天长日久,经常进行这种调整,骨质就会脱钙,造成骨质疏松,老年人更有骨折的危险。睡前喝牛奶,就可以正好赶上午夜至清晨这段时间,牛奶中的钙可改变低血钙状态,避免从骨组织中调用钙。

　　另外,喝牛奶拉肚子可能是乳糖不耐受或过敏表现。乳糖不耐症是一种常见的营养吸收障碍,许多人喝牛奶后,因无法把乳糖分解成葡萄糖及半乳糖,致使肠内容物渗透压增高、体积增加,肠排空加快,因而出现拉肚子、腹胀或腹绞痛等症状。

　　一般情况下,喝牛奶有拉肚子情况的人可以选择喝酸奶,因为酸奶的加工过程中,乳糖几乎没有存留,这样就不会出现拉肚子的情况了。另外,也可以从少量牛奶开始喝起,经过一段时间后,人体消化酶的分泌相应会有所增加,这也可以解决这个问题。

此外,要特别注意拉完肚子后最好少吃蜂蜜,因为蜂蜜具有润肠通便的作用,多食会加重腹泻。

母亲说,虽说晚上喝牛奶好,可是自己晚上都有起夜的毛病,所以睡前不愿喝太多液体。那么,对于晚上起夜的老人来说,如果仍然想在早晨喝牛奶,最好在早饭后一小时再喝,同时吃一些馍、米饭、面包、饼干、点心等含淀粉的食物,这样可使牛奶在人胃中停留时间较长,牛奶与胃液能够充分发生酶解作用,使蛋白质能够很好地消化吸收。

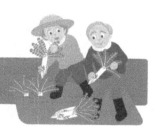

小贴士:酸奶不宜直接快速加热,但放入 45℃左右的温水中缓慢加温,不会破坏乳酸菌。

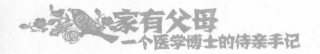

豆浆一定要煮沸喝

一次,我和妻子过节去二伯家拜访。一顿丰盛的午饭过后,二伯迫不及待地直叫伯母试试刚买的新豆浆机,榨点豆浆给大家喝。看着伯母在厨房忙活,我连忙进去帮忙。进厨房一看景象,我赶忙制止了伯母的行为。伯母说,她先是前一天晚上将豆子泡了一晚,才开始榨的,榨好之后再兑热开水,有什么问题吗?

侍亲心得

我告诉伯母,她买的是榨汁机,一般用来榨果汁,不带自动煮开的功能。而豆浆一定要煮沸食用。

大豆含有一些抗营养因子,如胰蛋白酶抑制因子、脂肪氧化酶和植物红细胞凝集素,喝生豆浆或未煮开的豆浆后数分钟至 1 小时,可能引起中毒,出现恶心、呕吐、腹痛、腹胀和腹泻等胃肠症状。这些抗营养因子可以通过加热来消除。所以生豆浆必须先用大火煮沸,再改用文火维持 5 分钟左右,使这些有害物质被彻底破坏后才能饮用。

所以,在购买豆浆机时,一定要注意是带煮沸功能的,若家中使用的是榨汁机,千万不要用生豆榨豆浆,可榨完后再将豆浆煮沸,或是先将黄豆用高压锅蒸熟再榨汁。

若是自己煮豆浆,需要注意的一点是,当生豆浆加热到80℃~90℃的时候,会出现大量的白色泡沫,很多人会误以为豆浆已经煮熟,但实际上这是一种"假沸"现象。此时的温度不能破坏豆浆中的皂甙物质。正确的煮豆浆方法应该是,在出现"假沸"现象后继续加热3~5分钟,使泡沫完全消失。

对于老年人而言,喝豆浆比喝牛奶好处多。

首先,豆浆没有传染结核病的危险。而消毒不完全的牛奶则有传染的可能。

其次,豆浆中的饱和脂肪酸和碳水化合物含量低于牛奶,而且不含胆固醇。

再次,牛奶进入胃里以后,凝结成大而硬的块状。豆浆在胃里只成小的薄片,而且松软不坚韧,因此豆浆比牛奶易消化。

延伸阅读

豆浆食谱

❶ 五豆红枣豆浆

用料:黄豆 26 克,黑豆 9 克,青豆 9 克,豌豆 9 克,花生米 9 克,红枣 13 克,清水适量。

功效:降脂降糖降压、补虚益气、健脾和胃。

❷ 枸杞豆浆

用料:黄豆 60 克、枸杞 10 克、清水 1200 毫升。

功效:滋补肝肾、益精明目、增强免疫力。

❸ 消暑二豆饮

用料:黄豆 45 克、绿豆 30 克、白糖 50 克、清水适量。

功效:消暑止渴、清热败火。

❹ 红枣莲子浆

用料:红枣(去核)15 克、莲子肉 15 克、黄豆 50 克、白糖 50 克、清水适量。

功效:滋阴益气、养血安神、补脾胃、清热解毒。

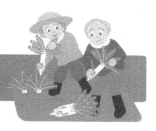

小贴士:豆浆应现磨现喝,最好在两小时内喝完,保温杯盛豆浆不要超过 4 小时。

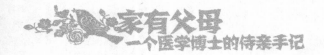
冬天煲汤加陈皮

父亲总说,自己最不喜欢的季节就是冬季。因为冬天一到,自己就感觉到各种不舒服,而且,冬天还给人一种萧瑟孤独的感觉,让人心理上特别难受。

父亲的这种想法,很多老人都有。立冬之后天气逐渐寒冷、气候干燥,给老年人的生理、心理带来诸多不良影响。而且,老人们稍不注意,就会引起旧病复发或诱发新病,特别是一些呼吸道疾病都很容易在冬季里发生。冬季老年人的抵抗能力也相对较低。

因此,老年人如何做好冬季的保养,尤为重要。

侍亲心得

我侍奉双亲的心得就是:冬季要多为父母煲热汤,既美味又养生。而且,在汤里放几片陈皮,不仅能改善味道,还能起到缓解胃部不适、治疗咳嗽多痰的作用。

陈皮,其实是我们平时所吃的橘子的皮,由于其放置的时间越久药效越强,故名陈皮。中医学认为陈皮味辛苦、性温,具有温胃散寒、理气健脾的功效,适合胃部胀满、消化不良、食欲不振、咳嗽多痰等症状的人食用。陈皮中含有大量挥发油、橙皮甙等成分,挥发油对胃肠道有温和刺激作用,可促进消化液的分泌,排除肠道内积气,增加食欲。

但需提醒的是,陈皮偏于温燥,有干咳无痰、口干舌燥等症状的阴虚体质者不宜多食。此外,鲜橘皮不具备陈皮那样的药用功效;另外,因为鲜橘皮表面有农药和保鲜剂污染,这些化学制剂有损人体健康,因此,不可以用鲜橘皮来代替陈皮。

如果想要自己晒制陈皮,一定要晾晒一年以上才可,但应特别注意橘子皮表面是否长霉,长霉的陈皮千万不可食用。陈皮有一定的燥湿作用,一般人每周吃一次即可,不宜久服。

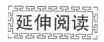
延伸阅读

冬季御寒三大保健法

❶ 常喝姜枣汤

晚上经常用 10 枚大枣、5 片生姜煎茶喝,可增加人体的抗寒能力,减少感冒及其他疾病。

❷ 床头摆橘子

橘子性温,能散发出较强烈的气味,可以祛病除毒,还可以防治鼻炎。睡觉前剥几瓣橘子吃,能消痰止咳。

❸ 夜枕桑菊枕

冬桑叶和碎菊花可以清头目、治感冒。以碎桑叶和菊花做枕芯,会让人感觉清新、入眠快,同时可以驱风,防治感冒。

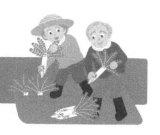

小贴士:老人冬季最好不要起得太早,尤其不要过早进行户外活动,容易引发心脑血管疾病。

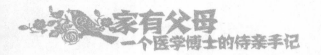

喝蜂蜜有诀窍

父母平时虽然不喜欢吃各种营养品，但对蜂蜜却是情有独钟。都说蜂蜜被誉为"老年人牛奶"，可以增强老年人的抵抗力，并对老年性疾病有防治作用，所以家里蜂蜜从来没有断过。我不仅鼓励父母常食用蜂蜜，更告诉他们饮用蜂蜜还要坚持一些科学准则，以收到好的营养保健及医疗功效。

侍亲心得

首先是服用时间。古话有"朝盐晚蜜"的说法，指晚上睡前喝一杯蜂蜜水，可以安神益智、改善睡眠。因此，晚上喝蜂蜜是最好的选择。

然后是服用方法。对于乡下亲戚送来的或从市场上刚买的新鲜蜂蜜，我让父母直接服用，即不必加热就服用，这样可以保全蜂蜜中的营养成分不被损坏，有利于充分利用。我特别叮嘱父母不要用开水冲或者高温蒸煮蜂蜜，这是因为水温过高会严重破坏蜂蜜中的营养物质，甚至会产生让人不愉快的酸味。蜂蜜最好用 40℃左右的温开水(最高不要超过 65℃)或凉开水稀释后饮用。

如果蜂蜜出现发酵现象必须加热灭菌时，则应采用隔水加热法，即放在锅中蒸，蜜温达 60℃～65℃时保持 15～30 分钟，酵母菌即可被杀死。

延伸阅读

老年人服用什么蜂蜜好

不同的蜂蜜具有不同的保健营养功效。什么样的蜂蜜比较适合老年人呢？

❶ 冬蜜

冬蜜源于中药树种鸭脚木(八叶五加、鹅掌柴)，是岭南特有冬季蜜种。它除了具有蜂蜜之清热、补中、解毒、润燥等功效外，还有发汗解表、祛风除湿、养血生津、强心安神、健脾益肺之功效，对感冒发热、咽喉肿痛、风湿关节痛有较好辅助疗效,对心血管疾病、高血压、肝炎、肾病、风湿病等起调理作用,因此很适合中老年人服用。

❷ 椴树蜜

椴树蜜是我国东北特有蜜种,采自长白山深山。它除了有养胃补虚、清热解毒、润燥的一般蜂蜜功效外,还具有抑菌、助消化、护肝护肾、软化心脑血管、延缓衰老等保健功能,也有润肺化痰、理气消滞、保持呼吸道湿润、促进胃液分泌以及一定的镇静作用,可预防便秘、肠癌,是适合老年人服用的一个蜜种。

❸ 槐花蜜

槐花蜜是春季蜜种。它具有槐花之清热祛湿、利尿、凉血、止血之功效,能保持毛细血管正常的抵抗能力,可降低血压,并用于预防中风,同时亦有普通蜂蜜清热、补中、解毒、润燥之功效,并可清热养颜、润肠通便,为蜜中上品,较适合心血管病、痔疮等中老年患者保健食用。

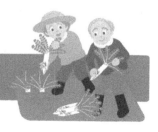

小贴士:饭前 1~1.5 小时或饭后 2~3 小时食用蜂蜜比较适宜。

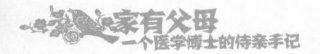

老年人喝什么饮料好?

炎热的夏季到了,很多人都离不开各式饮料。父亲他们那一帮老伙计,坐下来闲聊时,就老年人夏天喝什么好讨论了起来。张大爷说最好的饮料是白开水。老年人肠胃功能不佳,过多的糖分及添加剂都是额外的负担,白开水无任何添加物,安全又方便。李大爷说还是茶好。茶富含多种维生素及微量元素,有防治心血管疾病和癌症的双重功效,可常饮……大家七嘴八舌,谁也不能说服谁。回到家,父亲就把这个问题抛给了我,要我给出个正确答案。

侍亲心得

其实,这个是没有什么标准答案的。每种饮品,都有自身的优点和缺点。而老年人,应该根据自己的身体状况和爱好来选择。

像张大爷说的白开水和李大爷说的茶,对于老年人来说,都是不错的饮品。除此之外,我个人还推荐几种适合老年人喝的饮品。

豆浆。豆浆中不含胆固醇,所含的大豆皂甙能抑制体内脂肪发生过氧化现象,故能防止动脉硬化,延缓衰老。

红葡萄酒。红葡萄酒中含 25 种以上营养成分,其中有一种叫类黄酮的物质,有活血化淤、降血脂、软化血管的作用,可防止胆固醇对心脏可能造成的损害。

酸牛奶。酸牛奶有维持肠道菌群平衡的作用,能使肠道内有益细菌增加,同时对腐败菌等有害细菌有抑制作用。

其实,对于老年人来说,不论哪种饮品,只要不过量饮用,掌握正确的饮用方法,都是对人体有益的。

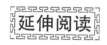

延伸阅读

喝牛奶的禁忌

牛奶中富含蛋白质、钙质以及各种微量元素,老年人每天喝牛奶可以增强身体抵抗力和免疫力,有助于养生保健。因此很多老年人都把牛奶当做每日必不可少的健康饮品,但在饮用的同时,也需要注意如下禁忌,方可保证肠胃对牛奶营养的充分吸收,而不至造成对身体健康的损害。

❶ 喝牛奶前不要吃酸性水果。老年人在喝牛奶前不要吃酸性水果(橘子、橙子),避免水果中的果酸与牛奶中的蛋白质发生凝固,影响肠胃对牛奶的吸收。

❷ 牛奶煮沸时不要加糖。在牛奶煮沸时不要加糖,避免高温诱发糖与牛奶中的成分形成有害物质,危害身体健康。

❸ 牛奶中不要加鸡蛋。不少老年人喜欢在牛奶中加放鸡蛋,认为这样更有营养。其实这样会产生化学反应,造成牛奶中产生许多沉淀物,不利于消化和吸收。

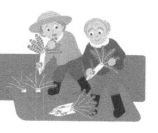

小贴士:红葡萄酒最好在进餐时饮用,可阻止胃对乙醇的吸收,使血液中乙醇浓度减少 50%。

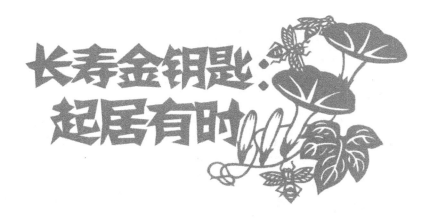

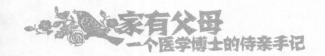

防老,从泡脚开始

　　树枯根先衰,人老足先老。老年人养生就要从保养脚开始,尤其是冬天,泡脚是必不可少的养生绝招。父母有一个很好的习惯,那就是每晚坚持泡脚。母亲觉得泡脚之后特别舒服,泡了之后身体也暖和了睡得也香了。妻子听说用木桶泡脚效果更好,忙去给父母买了一个香柏木木桶,专门用来泡脚。母亲说香柏木木桶有种天然的香味,很好闻,而且没有静电,泡中药还有助于药效的发挥,直夸妻子贴心。那么,泡脚到底有什么好处呢?

侍亲心得

　　父母常在睡觉前泡脚,特别是冬天,泡完脚,捏捏足心,按按摩,全身微热,很舒服。确实,用热水泡脚可以使体温升高,促进末梢血管的血流更加顺畅,并减轻心脏的负担。其实,泡脚的好处还不止这些。

　　从中医角度看,脚上有反射区和众多穴位,当人们用热水泡脚时,就会刺激穴位和反射区,促进脚部乃至全身的血液循环,从而加快身体的新陈代谢,起到调解全身的作用。例如,我们熟悉的涌泉穴和太冲穴受到温热的刺激后,就能起到养肾护肝的作用。如果刺激脚底的大肠反射区,还能起到通便的效果。此外,泡脚使血液循环加快,让人出汗,不仅能解除疲劳,还能使某些毒素随着汗液排出。

　　当然,泡脚也不是用水一"泡"了事,它是有讲究的。

　　首先,保持泡脚水的温度略高于人体体温即可,不要超过 38～40 摄氏度。

　　其次,对老年人而言,一般泡 20～30 分钟为宜,但低血压的老人、身体比较虚弱的老人,每天泡 20 分钟就足够了,以防泡脚时间过长引起血管扩张,导致血压降低。

　　第三,泡脚水不能太浅,至少要没过脚面,当然,连小腿一起泡,效果会更好。泡完后晾 5 分钟。

如果在泡脚时适当地加以按摩,效果会更好。如果不会按摩穴位也不要紧,只要两脚互相搓动,用手搓洗也是一样的效果。

冬季泡足是很舒服很享受的一件事情,但是很多脚趾很胖的老人却喜欢泡完脚之后匆匆用毛巾擦干,然后就钻进被窝或者穿上棉拖鞋,这样脚趾之间长时间不透气,很容易滋生细菌,引发脚气或者足癣。所以用毛巾擦干脚上的水后,还应该晾5分钟,这样才能彻底干透,避免细菌滋生。

泡脚后要做好保湿护理。老年人皮肤油脂分泌减少,每天泡脚也会流失水分和油脂,容易引起足跟皲裂,所以每次泡脚后一定要涂抹橄榄油或凡士林软膏,预防皲裂。

延伸阅读

三类症状的泡脚配方

胃炎

❶ 生姜30克,木瓜500克,米醋500毫升,芍药50克,加水少许,煎煮至沸腾,待温热后,泡洗双脚30分钟,每日1次。

❷ 党参40克,白术20克,苍术30克,加水1000毫升,煎煮沸腾,待温热后,泡洗双脚30分钟,每日1次,10天一疗程。

便秘

在每晚睡觉前,用花椒、姜、盐、醋、小茴香等浴足并按摩,对功能性便秘有较好的防治效果。

皮肤干燥、龟裂

用陈皮30克、葱白15克煎煮泡脚。

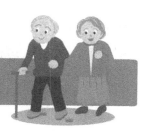

小贴士:在冬季,老人早上起来泡泡脚不但能通经活络、延年益寿,还能提神醒脑。

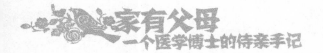

老年人午睡有讲究

父母年纪大了,越来越容易感觉疲劳。夜间不易入睡,凌晨容易早醒。即使晚上睡眠好,白天也容易疲劳,常有打盹、思睡现象。根据父母这种情况,我建议他们在中午稍稍休息一下。确实,午睡是白天最好的休息方式,可防止过度疲劳,有利于身心健康。但有一次,母亲在阳台上的藤椅上眯着眯着就睡着了,不小心就感冒了。因此,老年人午睡也有讲究,千万别误睡。

侍亲心得

老年人由于大脑皮质的抑制减弱,因而虽然每天需要的实际睡眠时间比中、青年人要相对少些,但是精力恢复得较慢。

根据医学研究,人的精力在早晨起床后到上午10点左右最为充沛,以后逐渐下降。午睡后,精力又开始回升,就像充过电。有关资料证明,健康长寿的老人大都有午睡的良好习惯。

但是,午睡也有一些注意事项,详细了解这些要点,可有效防止意外。

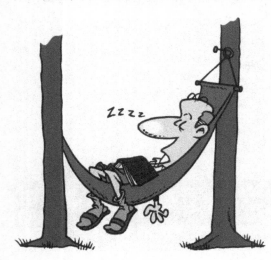

母亲午餐后有时立即就睡,却不知餐后大量的血液流向胃,血压下降,大脑供氧及营养明显下降,易引起大脑供血不足。因此,我建议她饭后休息十几分钟再午睡为宜。

有时父母嫌脱衣上床午睡麻烦,靠在沙发上就睡着了,这样会减少头部供血,使人醒后出现头晕、眼花、乏力等一系列大脑缺血缺氧的症状。有的老人喜欢用手当枕头,伏在桌上午休,这样会使眼球受压,久而久之易诱发眼疾。另外,伏卧桌上会压迫胸部,影响呼吸,也影响血液循环和神经传导,使双臂、双手发麻、刺痛。

人在睡眠中体温调节中枢功能减退,特别容易着凉。因此,午睡不能随便在走廊下、树荫下、草地上、水泥地面上就地躺下而睡,也不要在穿堂风或风口处午睡。尽量脱衣盖被,注意免受风寒。

父亲有时特别贪睡,一睡就是一下午。其实午睡时间不宜过长,我建议他以半小时至一小时为宜,睡多了由于进入深度睡眠,醒来后会感到很不舒服,而且会影响夜间的睡眠质量。

我还建议父母醒后轻度活动。午睡后要慢慢起身,再喝一杯水,以补充血容量,稀释血液黏稠度。不要马上从事复杂和危险的工作,因初醒时人常产生恍惚感。

实验证明,人的睡眠节律除了夜间的睡眠高峰外,13 点前后也有一个睡眠高峰。这是人体生物钟运行规律所决定的。因此,人必须睡好"子午觉"。"子"指子时(23 点到 1 点),"午"指午时(11 点到 13 点)。这两个时辰内睡好,对消除疲劳、恢复精力有事半功倍之效。

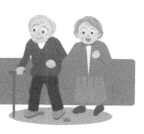

小贴士:老人睡完午觉之后,应缓慢起床,然后洗把脸,动一动身体,再喝上一杯热茶。

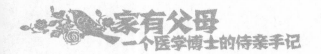

坐藤椅睡麻席,防暑又保健

家里沙发很软,一坐下就深陷其中,站起来时还特别吃力。可是母亲特别喜欢坐在沙发上看电视,时间长了,就腰酸背痛。到夏天了,天气热,母亲不坐沙发上了,贪图凉快,经常和父亲两人坐在地板上。起身的时候特别费劲,有一次,站起来猛了,差一点撞到电视机上。这让我和妻子有点内疚,忙给母亲买了一张藤椅和一床麻席。

侍亲心得

软沙发会造成老人的肌肉劳损。当身子陷在椅子中时,人的脊椎弯曲度较大,加重了腰背部肌肉的负担,对于骨质相对疏松的老人来说,有一定风险。硬板凳也不太适合老年人,人骨盆的坐骨下有一块小突起,被称为坐骨结节,其顶端长有滑囊,人坐下来时,滑囊与所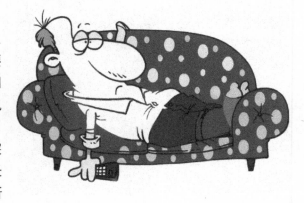坐物体互相接触时会分泌黏液,起到缓冲作用,减少与硬物接触时的不适感。随着年龄的增加,老人的臀部肌肉逐渐萎缩,坐骨结节上的滑囊也发生退行性变化,黏液分泌减少,缓冲能力下降。

而藤椅是老人首选坐具。首先,从材质上看,藤椅具有一定的柔韧性,更适宜老人的生理特点。老人的臀部肌肉逐渐萎缩,缓冲能力随之下降,长期坐硬材质椅子,会诱发坐骨结节性滑囊炎。其次,藤椅是用藤条编制而成,透气性良好。此外,藤条温度适中,比较凉爽,适合夏季。

选购藤椅要亲自坐上去试试弹性,最好要有靠背,藤制表面不要有很多外露的接驳口,以用手触摸表面感觉滑顺、柔韧、没有倒刺的藤椅为佳。还要用双手抓住藤椅边缘,轻轻摇一下,感觉一下框架是不是稳固,看摇动或受力过重时有无嘎吱声。

同时,我还给母亲准备了一个软垫和一个搁脚凳,软垫可以让她坐着的时候更舒服,而搁脚凳让她的双腿可以平放,防止下肢缺血。我向母亲强调,"不管坐什么椅子,最重要的是要经常变换一下姿势"。

由于老人的体质偏虚,脏腑阳气日渐衰退,最怕受凉,如果选用那种过于寒凉的麻将席、竹席,容易出现畏寒、肢冷、乏力、腹痛等情况,温和的草席又容易孳生螨虫。而麻席的席面温度可与人体体温保持一致,透气性好,吸汗性强,适合老人;此外,麻席表面柔软,不伤皮肤。因此,我和妻子为父母选购了麻席。

麻席在清洗时应当注意,可在 40 摄氏度温水中浸泡 10 分钟;手洗时不应用力拧,整平后自然阴干。麻席的保存十分方便,只需像一般床单或毯子那样,洗净折叠放置于柜中即可。

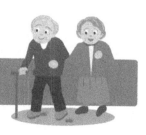

小贴士:沙发座面深度应在 48～60 厘米之间较为适宜,沙发扶手一般高度为 56～60 厘米。

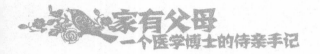

老年人适合什么睡姿

岳母这阵子精神不振,我们还以为她生什么病了,准备劝她去医院看看。她说是因为这阵子老是做噩梦,导致睡眠质量很差,且发现血压也有些升高。在排除了没吃药或有其他症状后,我觉得可能和她的睡姿有关系。一问果然如此。小姨子不久前给岳母买了个新枕头,说是有很好的保健效果,还可以改善睡眠。我拿起枕头一看,不由得哭笑不得:这枕头再有保健效果,但如果睡这么高,而且俯卧,不难受才怪。

侍亲心得

我向岳母解释,患有高血压的老年人,枕头不宜睡得过高,否则会使脑血灌注不足,大脑会因为缺氧、缺血而加重病情。老年人最好别俯卧,这样很容易加重高血压及诱发噩梦。最好采用平卧或侧卧,选择高度合适的枕头(一般高15厘米为宜),因为高血压往往伴有脑血管硬化,枕头过低过高都容易加重病情。

其实,睡姿不但会影响到睡眠质量,而且还与某些疾病有着直接关系。对于中老年人来说,了解各种睡姿的利弊尤为重要。

患有心脏病的中老年人,最好采用右侧卧位,以使较多的血液流向右侧;床最好以10~15度的角度倾斜,上半身高,下半身低,使下腔静脉回流的血液减少,有利于心脏休息。若已有心衰,则宜半卧位,以减轻呼吸困难,切忌左侧卧或俯卧。

患有脑血栓的中老年人,采用仰卧睡眠较好。侧卧会加重患者的血流障碍,特别是颈部血流速度减慢,容易在动脉内膜损伤处逐渐聚集而形成血栓,不利于脑循环,影响疾病康复。

因此,老年人不宜睡左侧卧位和俯卧位,最好睡右侧卧位和仰卧位。而易打鼾的老年人和有胃炎、消化不良与胃下垂的老年人最好选择右侧卧位。

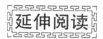
延伸阅读

　　老年人睡觉腿抽筋四招救急

　　一是保持情绪镇定,改卧为坐,抽筋的脚尽量伸直,并将抽筋的脚趾向抽筋的反方向扳起,坚持数分钟。

　　二是在痉挛的肌肉上涂抹消炎止痛药膏,并对小腿肌肉进行揉搓和按摩,使肌肉痉挛得到一定缓解。

　　三是按压患肢的委中穴、足三里、阳陵泉、承山穴、昆仑穴、太溪穴等穴位,以揉筋缓急,活血通络,解痉止痛。

　　四是用热水袋或热毛巾敷在患肢小腿后侧的肌肉,以改善局部血液循环,促进代谢产物排泄。

小贴士:睡眠张口不卫生,容易使灰尘与冷气进入肺部,致使肺脏受冷气刺激。

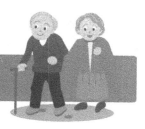

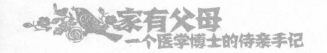

梳一梳,梳掉脑中风

邻居张奶奶60多岁了,有一头乌黑亮丽的头发,发质非常好。她有个很好的习惯,那就是经常梳头发,口袋里时常备有一把牛角梳。张奶奶说她有时外出忘了带梳子,也会记得用手理理头发,力度适中,让头皮有热、麻、胀的感觉。母亲对此不以为然,认为张奶奶太爱漂亮。其实,梳头确实有很多好处。

侍亲心得

母亲认为梳头只是整理头发,起到美容的作用。其实不然,梳头是我国传统特色疗法之一,不仅可以养发乌发,而且对自我保健大有益处,尤其是对脑中风能起到很好的预防作用,俗话说,每日梳头五分钟,可预防脑中风。

脑中风是一种突然发病的脑血液循环障碍性疾病,是危害中老年人健康的难治性疾病。梳头疗法利用梳子刺激头部穴位和脏腑相对应于头部的反射区,起到疏通经络、宣通气血、调理脏腑的作用,可促进头部血液循环、增强血管弹性,能够预防脑动脉狭窄、闭塞或破裂而造成急性脑血液循环障碍所致的中风。

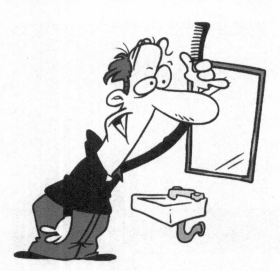

梳头必然要用到梳子,而梳子的材质多种多样,为父母选择什么样的梳子呢?

梳头疗法宜选用传统的纯自然梳子,如枣木梳、黄杨木梳、牛角梳等。枣木梳能疏通脉络、活血化瘀、清脑提神;黄杨木梳能够清热、利湿、解毒、抑制真菌;牛角梳能够清热解毒、促进血液循环。这三种梳子都有很好的保健作用。注意不要选择塑料梳子，因为塑料制品与头部接触摩擦时会产生静电反应，对头部产生不良刺激。

延伸阅读

梳头疗法

头顶部：用梳齿以头顶百会穴（两耳尖直上连线的中点）为界，向前额发际处或从前额发际处向百会穴，自上而下或自下而上、由左至右或从右向左反复梳理 1 分钟。然后以百会穴为中心，向四周呈放射状由上到下、前后、左右做长短不等的线条状梳理，每次 1 分钟。梳理时按压力度要小、速度要慢。此手法能激发人体阳气、活血化瘀，增加脑部血液供应，有助于降低血压，预防脑出血。

头两侧：梳齿分别深入头部两侧的下鬓角处，沿耳上发际向后至颈后发际处，做短距离的梳理，每次 1 分钟。梳理时按压力度要大、速度要快。此手法能够迅速祛除病邪、清利头目、恢复人体机能。

头后部：从百会穴向头后至颈部后发际处，从上到下、从下往上、从左至右依次、反复用梳背按压，以前臂连同腕关节做环形有节律地按摩，按压力度适中，以局部发热为宜，每次 1 分钟，然后用梳齿紧压头后风池穴（在颈后侧大筋的两旁与耳垂平行处），着力点不移动，进行上下回旋揉动，按压力度要深入皮下组织，以发热为度，每次按揉 1 分钟。此法可益气壮阳、疏通血脉、增强脑血管弹性。

梳理完毕后，接着用梳背适度拍击头部，先从前额拍向头后枕骨部位，再拍头部两侧，反复 10 遍，可促进头部血液循环，起到健脑强身、疏通经络的作用。

小贴士：头皮有损伤、溃疡者禁用梳头疗法。梳头时要用力均匀、力度适中，不要让梳齿划破头皮。

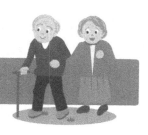

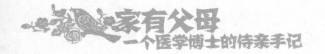
牙口好有妙招

邻居李婶,年轻时有一口好牙齿,可现在 60 不到的年纪,牙齿就掉了不少,吃东西不方便,也不美观,另外,缺了牙齿的李婶讲话也没以前利索了。不得已去配了假牙,可由于不是在正规的医疗机构就诊的,配的假牙常引起疼痛、出血、感染,这让李婶苦不堪言。人到中年以后,甚至到了老年,仍有一口好牙齿,这是人体健康的重要标志。那么,我们怎么保护牙齿呢?

侍亲心得

老年人有一口较好的牙齿,才有可能行使正常的咀嚼功能,才有可能使食物的营养物质在体内得到消化和吸收,从而保持人体的代谢平衡。

为了父母能拥有一口好的牙齿,我们家经常调整使用能够适应父母牙齿的牙膏。牙膏一般起两个作用,一是清洁齿垢;二是灭菌。不同的牙膏,加入的灭菌制剂是不同的,而人的口腔环境也是在不断变化的。因此,时常更换牙膏,更有利于牙齿健康。

妻子每次去超市买牙刷时,都会选择适合父母口形的毛质较软的牙刷。太硬的牙刷易使牙龈出血,太软也会刺激牙龈,所以在使用时要选择适合自己牙齿的牙刷。在冬季,使用前牙刷较硬,我建议父母把牙刷放在温水中浸泡一下,使牙刷较软后再使用。

有些老人在刷牙时不太注意水温,其实水温过凉过热都会刺激牙齿神经和血管,水温过高会使牙齿血管扩张,水温过凉又刺激牙齿神经,从而导致中老年人牙齿的釉质磨损脱落。所以调节好水温很重要。

或许有些人刷了一辈子的牙,刷牙方法却是错误的。什么才是正确的刷牙方法呢? 我建议父母在刷上牙时,方向向下,刷下牙时方向向上,用的力量不要太大,时间以 2~3 分钟为好。最好是每天 3 次,没有时间时也要保持每天 2 次。刷牙既可去除牙间隙和牙齿表面的菌斑、软垢和食物残渣,防止牙齿结石的堆积,除掉牙齿表面上的色素,又可按摩牙齿,有利于牙齿与牙周组织的健康。老年人要少吃含糖多的食物,饭后漱口,每半年到专科做口腔检查。

延伸阅读

不同牙膏的作用

消炎药物牙膏是在普通牙膏的基础上加入某些抗菌素药物,如洗必泰,这些药物可以消炎抗菌,抑制牙龈结石菌斑的形成,从而起到改善口腔环境,预防和治疗牙龈出血、牙周疾病的作用,但是不能长期使用,否则会造成口腔内正常菌群失调。它适合于患牙周病如牙龈炎、牙周炎等时使用。

含氟牙膏中含有适量的氟化物,可增强牙釉质对酸浸透的抵抗力,但是它对牙釉质有轻微的损伤,只适合患有龋牙的儿童或从事酸类作业的人。

中草药牙膏是在普通牙膏的基础上加入了一些中草药,如两面针、田七、黄芩等,具有清热解毒、消炎止血、祛除口臭的作用,对缓解牙龈炎也有一定的辅助作用。适合口腔疾病如牙周病病人使用。

防过敏牙膏在牙膏中加入硝酸钾或氯化锶等脱敏成分,使牙齿酸痛等过敏症状得以缓解或消失。但是,引发牙齿酸痛的原因有很多,如龋牙、牙龈萎缩、牙根外露等都会诱发牙齿对冷、热、酸、甜食物过敏,所以要从根本上解除牙齿过敏,必须请牙科医生明确诊断和对症治疗。

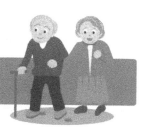

小贴士:吃完水果,尤其是酸性的柑橘类水果后,不宜马上刷牙,容易造成对珐琅质的损害。

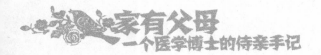
不要等到渴了才喝水

　　天气很热,父亲从外面锻炼回来,拿起水杯就"咕咚咕咚"喝起水来。我赶忙走过去和父亲说:"慢点喝,这样喝水对身体不好!"很多老人都要等到口渴了才喝水,而一喝就如牛饮,这样非常不利于健康。口渴说明人体已经很缺水了,老年人一定要主动定时饮水。以后父亲出去锻炼,我常提醒他记得带瓶水在身边。

侍亲心得

　　水在维持生命活动正常运转以及防疾疗病方面的作用,丝毫不逊于蛋白质等营养要素,饮水量不足使许多人的神经肌肉状态不佳,肝与肾的功能降低,毒性物质增多而成为疾病的温床。但很多老年人认识不到喝水的重要性,也有一些老年人知道喝水很重要却不知如何喝水。

　　由于老人对口渴的敏感性降低,所以机体经常处于失水状态,消化液分泌少,容易便秘,血液黏度大,对心血管健康不利。"不渴也喝水"对中老年人来说更显得重要,如果中老年人能坚持每天主动喝适量的水,对改善血液循环、防治心血管疾病都有利。

　　老年人体内的水分比年轻人约少 1/3,加上天热出汗多,体内更加缺水。不渴并不等于不缺水, 即使老年人没有感到口渴, 也要每天喝 1000 毫升以上的水。多喝水,少量多次,平时不渴也要喝,也可以适当喝点淡茶水。而每天的尿量也不要少于 1000 毫升,这样才能保证血液得以稀释,维持人体充足的血容量,降低血黏度,排泄毒物,减轻心脏和肾脏负担。尤其在出汗多或发热、腹泻的时候,更要多饮水,以利血液稀释,促进大脑的血液循环,防止栓塞。

　　于是,我给父母制订了一个喝水时间表:

　　早晨起床后:一定要喝水,因为它是一天身体开始运动的关键。老年人在夜间睡眠的时候,因排尿、出汗、呼吸,体内血液浓缩、血流缓慢、机能代谢物积存。起床后喝杯水,可使血液正常循环,有预防高血压、脑血栓、心肌梗塞等疾患发生的作用。喝水后跑跑步更有益处。早晨喝水最好是空腹,以小口的缓慢速度喝下450毫升的水,喝完后做简单动作,不可静坐。

上午十点左右:这是人体一天中生物钟最旺盛的时候,应补充300毫升水。

下午三点左右:这刚好是喝下午茶的时间,喝水400毫升。

睡前:晚间睡前喝400毫升,对于老年人或患心脑血管疾病的人,可以预防致死性梗塞。不少老年人不习惯睡前饮水,怕起夜。其实老年人膀胱萎缩,容量减少,不喝水照样要起夜。

半夜:喝200毫升,老年人由于肾脏收缩功能减退,夜间尿多,这就导致体内缺水,易使血液黏稠,心脑血流阻力大,易引发心脑血管病变。因而半夜饮水很重要。

延伸阅读

老年人喝水注意事项

❶ 不要使用易碎的杯子或水壶盛水。老年人记忆力减退,特别是晚上喝水时,容易不小心打碎杯子,发生被热水烫伤或者被碎片划伤的危险。

❷ 喝水不要贪凉或者贪热。老年人喝水时太贪凉或贪热都是不可取的,太凉的水(如冰镇水)对年轻人可能无大碍,对老年人而言,却有可能使胃肠道"感冒",引发消化道炎症,甚至引起"旧病复发"。而对于太热的水,老年人不易感觉到烫,似乎可以忍受,其实,消化道已经被严重烫伤了。

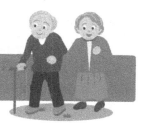

小贴士:出汗多时,除喝水外,要注意补充点钠盐,补点钾。

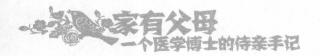
皮肤瘙痒千万别用"老头乐"挠

小区门口摆了一个小摊子,脚底按摩器、健身球、大蒲扇……不少老人都"抢购"了不少东西,卖得最好的就数"老头乐"了。母亲也成了这"抢购"大军中的一员,买了一把"老头乐"。买回家还给我们得意地示范,成天拿着挠东挠西。不少老人都酷爱使用"老头乐",殊不知,这"老头乐"也藏着隐患。

侍亲心得

"老头乐"是什么呢?就是用竹子、木头或塑料制成的一种假手。人的胳膊长度有限,有些部位发痒,手没有办法够到,加上冬天穿着较厚,胳膊的活动更不方便,人们就发明了用于抓痒的这种辅助工具。因老年人瘙痒症较多见,手脚活动也不够灵活,而这东西为他们抓痒获得暂时解除痒感的"快乐"创造了条件,故得名"老头乐"。

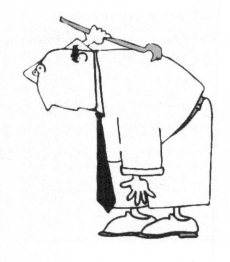

老年人由于年龄的增长而导致了皮肤的老化萎缩、变薄和皮肤血液供应减少,皮肤变得更加粗糙,并易脱屑,瘙痒就因此发生了。另外,人的皮脂在温度高时呈液体或半液体状,容易排出体外,冬天温度较低,人的皮脂呈固体状,就不容易排出体外,它也会刺激皮肤产生瘙痒感。

用"老头乐"抓痒,偶尔用几下也并无多大妨碍,但是奇痒之时,只恨手上力小,往往用力去抓,致使皮肤剥脱,出现损伤性丘疹。经常这样做,还会使皮肤色泽变暗,局部皮肤呈苔藓样改变。若抓破皮肤,继发感染,则易导致疖子、毛囊炎等。特别是使用"老头乐"抓背部,盲目性较大,很容易损伤黑痣,可能诱发癌症。

其实，预防皮肤瘙痒，关键是要防止皮肤干燥，合理保护皮肤。

于是我建议父母平时多注意合理的皮肤保养，经常洗换内衣，衣服宜宽大、松软。妻子给父母买衣服时，也一般选择棉织品或丝织品，特别是贴身穿的衣服，不要选择毛织品。

皮肤瘙痒多发生在冬季，我建议父母在冬季洗澡的次数不必过多，一般7天左右洗一次就行。洗澡宜用温水和中性的洗浴用品，而不要用太热的水和碱性的洗浴用品。水太热会造成皮肤血管扩张，皮肤充血，并刺激皮肤中的感觉神经末梢，短时间内可能有止痒作用，长期下去会加剧瘙痒感；碱性洗浴用品去污力强，同时也会把皮肤表面的皮脂洗掉，使皮肤更加干燥和易受刺激。冬季应适量涂抹润滑油膏保护皮肤。

有些老人对鱼、虾、蟹等食物过敏，因此在饮食方面要特别注意，不吃会过敏或刺激的食物。应戒烟酒，不喝浓茶、咖啡。饮食宜清淡、易消化，多食新鲜蔬菜和水果。大便通畅能有效地将体内积聚的致敏物质及时排出体外。对已经证明有过敏的食品，包括同类食品均应绝对忌食。

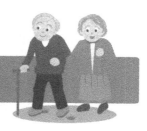

小贴士：若只是局部轻微的皮肤瘙痒，可用一些不含激素的外用药，如鱼肝油软膏、尿素软膏等。

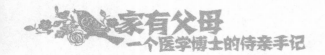

老年人洗澡不是越勤越好

邻居宋奶奶特别爱干净，据她儿媳说，在冬季也是一两天一洗，家人都劝她洗澡不用这么频繁。可宋奶奶不听。这不，早一阵听说宋奶奶在洗澡时晕倒在浴室里，好在当时家人都在家，忙把她送到医院。送得及时，也没什么大碍，却把家人惊出了一身冷汗。很多老年人认为勤洗澡胜似开药方。其实这是个误区，老年人洗澡并不是越勤越好。

侍亲心得

洗澡本来是件好事，不仅清洁身体，还能放松解乏。然而对于老年人来说，在不合适的情况下洗澡会对心脏产生一定的危害。有研究发现，在洗澡期间发生猝死的人以中老年人为最多，其中年龄超过 65 岁的老年人在冬季洗澡时的死亡率最高。那么什么情况下老人不宜洗澡呢？

父亲常在运动完后就立即洗澡，我建议父母在劳累、运动后不要立刻洗澡，休息片刻再洗，否则容易造成心脏、脑部供血不足，甚至发生晕厥。

有些老人在发烧时洗澡，以为通过洗澡可以降低体温。殊不知当人的体温上升到 38 摄氏度时，身体的热量消耗可增加 20%，这时身体比较虚弱，洗澡很容易发生意外。

一些爱喝酒的老人要注意酒后不要洗澡，因为洗澡时人体要出汗，血液中的酒精浓度相对增高，再加上热水促进血液循环、扩张血管、加快脉搏跳动，这往往会引起血压下降、血液黏稠度增高，以致机体难以适应，可能发生低血糖昏迷，引起心脏病或脑中风的发作。

由于老年人身体状况的特点，洗澡也有很多讲究。我建议父母一般 5 天左右洗一次澡就可以了，而且随着年龄增大，洗澡间隔还可以适当拉长。而经常运动或有心血管疾病的老人，运动后擦擦就行了，没必要立刻洗澡。

我告诉父母洗澡前半小时喝 200～300 毫升白开水，以避免或减轻因洗澡时皮肤血管扩张而导致的种种不适,同时补充全身血液容量。空腹洗澡容易引起低血糖,或出现疲劳、头晕等不良反应,但一吃完饭就洗澡也不行,因此我建议父母将洗澡时间放在饭后2小时,或餐前1小时左右为宜。

有些老年人洗澡时间过长,这样容易引起疲劳、体力减弱,以致引起心脏、头部缺血,形成冠状动脉痉挛、血栓,甚至诱发严重的心律失常而猝死。同时,洗澡时间太长,老人着凉的机会也会大增;皮肤长时间暴露于空气中,更容易长皱纹。我建议父母洗澡时间一般以20分钟左右为宜。

有些老人洗澡时喜欢用力搓,这样容易搓掉大量有保护作用的角质细胞,而且洗去了汗液和皮脂共同组建的化学保护膜,引发多种皮肤病或使皮肤变干。老人洗澡还不能过猛过快,以防体位变化过快或幅度大而导致血压下降。所以我建议父母洗澡时动作宜轻缓。

洗完澡后,要注意保暖,穿好衣服再出来,以防受凉引起伤风感冒。洗澡时,浴室温度较高、头部皮肤血管扩张;走出浴室后,由于气温下降,扩张的头皮血管遇冷急剧收缩,会造成头部缺血而抵抗力减弱,使感冒病菌乘虚而入。因此我建议父母洗澡时,室温在24~26摄氏度为宜,水温则以35~40摄氏度为好。另外,最好在白天室温较高时洗,必要时可采取电暖器或浴霸来预热。

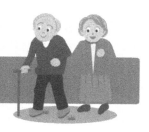

小贴士:早晨不宜洗头,头皮遇到水的刺激后,会给血管造成大的负荷,老年人宜在午后洗头。

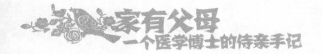

选对枕芯，有利睡眠

人的一生有 1/3 的时间在床上，很多老人觉得睡觉需要枕头无非是习惯。这种观念已相当陈旧了，随着人们日益追求高品质的生活，对枕头的要求已不仅仅满足于舒适，而是更加注重枕头的养生保健功能，市场上各种具有养生保健功效的枕头越来越受到大家的青睐。妻子也特意去给父母买了一对中草药枕芯。父母反映说睡眠质量比以前好多了。

侍亲心得

古人云："安寝乃人生最乐。"而良好的睡眠离不开一个好的枕芯。枕芯与健康息息相关，尤其对老年人来说，枕芯直接影响睡眠质量。父母睡觉时容易失眠、多梦、易醒，于是我提议妻子去给父母买了一对中草药枕芯。

中草药枕芯就是将具有芳香开窍、活血通脉、镇静安神、益智醒脑、调养脏腑和调阴阳等功效的药物作为枕芯，制成枕头，可令使用者达到预防保健或治疗疾病的目的。一般常见病，如神经衰弱、高血压、头痛、失眠、耳鸣、感冒、晕眩、颈椎病、健忘、脱发等病症，通常是由于心血虚、心阴虚、心火亢盛、痰迷心窍、痰火忧心、心血淤阻、肝火上炎、肝阳上亢、肾阴虚、肾精不足等脏腑气血津液不调、经络不畅等原因造成的。

中药的有效成分通过人头颈部的穴位、皮肤毛细血孔缓释渗透进入人体血脉，能起到治疗疾病的作用；另外，在睡眠时，人体内的经络流畅，毛细血孔处于松弛状态，药物通过人头颈部的体温蒸发，药离子缓慢释放，被人体吸收，作用于心脑，从而达到治病健身、醒脑益智、延年益寿的效果。

因此，可以根据老人的具体情况，选择不同的药枕，各种各样的药枕可用来防治不同的慢性疾病。比如，预防高血压，可选内含夏枯草、决明子、菊花、绿豆衣、金银花等的枕芯；镇痛，可选内含白芷、川芎、威灵仙、川草乌、片姜黄、红花等的枕芯。蔓荆子则有泻热解毒、利水明目，治疗头痛脑鸣、目赤齿痛的特别效果。安神的薰衣草、清热的野菊花、醒脑的无忧草等都有不错的效果。

为父母选择一个好的枕芯,既可改善睡眠,又能达到治疗疾病的效果,可谓一举多得、事半功倍。

延伸阅读

如何护理枕芯

选好了枕芯,对枕芯的卫生护理也是一大学问呢。

人在睡觉时,汗渍、油渍等头皮分泌物浸染枕芯,潮湿的枕芯就成为各类微生物繁衍的温床。螨虫、细菌、尘埃还会使人患上呼吸道疾病、消化道疾病、皮肤病等。有些枕头外表干干净净,枕上去却隐隐传出难闻的气味,这是没有经常晾晒枕芯的缘故。对枕芯的护理,应注意以下事项:

❶ 晒。微生物在干燥的环境中不易繁殖,阳光也可杀死绝大部分微生物。最好是每半个月晒一次。

❷ 洗。用合成纤维或羽绒填充的枕芯可以进行洗涤,以去除脏物。

❸ 换。以荞麦皮、灯芯草等为芯的枕头就不适合洗涤了,最好定期更换。

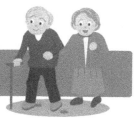

小贴士:每个人夜间睡眠时均有 20 次以上无知觉的翻身侧睡,因此 48cm×74cm 规格的枕芯较为理想。

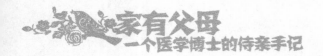

晨练的禁忌

　　注重养生的父亲每天都要去附近的小公园晨练,若在平时,我们觉得这样锻炼身体挺好。但到了冬季,天气阴冷且常下雨,我们担心老人的健康,劝他这样的天气就别去锻炼了,但他硬是坚持打着伞也要去。由于早晨气温低,雾气又重,不小心就患了感冒,慢性支气管炎也加重了。父亲不明白,他明明是去锻炼的,怎么还锻炼出病来了呢?

侍亲心得

　　其实父亲有所不知,虽然晨练有益健康,但它也有许多禁忌,尤其是在冬季,弄得不好会适得其反。

　　1. 冬季晨练不宜早

　　冬季早晨气温低、雾气重,易患感冒、气喘、肺炎和肺心病等,还会使病情加重。故老年人宜在太阳初升后外出锻炼,这时的空气才真正清新。

　　2. 冬季晨练不宜空

　　晨起血流相对缓慢,血压、体温偏低,且经过一夜的消化,腹中空空,故晨练前应适当喝点热饮,如牛奶、蛋汤、豆浆和稀粥等,以补充人体水分,增加热量,加速血液循环,防止心脑血管意外的发生。

　　3. 冬季晨练不宜露

　　老年人大清早去户外活动,应选择避风向阳、温暖安静、空气新鲜的旷野或有草坪的地方锻炼,不要顶风跑,更不要未锻炼先脱衣,以免着凉感冒。

　　4. 冬季晨练不宜激

　　老年人体质较弱,适应能力差,故运动不宜激烈,要量力而行,循序渐进,适度为宜。可多做些低运动量和舒缓的运动,如散步、慢跑、打太极拳、做健身操、舞剑等。实践证明,老年人做激烈运动容易诱发心肺疾病,不利于身心健康。

5. 冬季晨练不宜急

晨练前应先做准备活动。因为老年人早晨起床后肌肉松弛，关节、韧带僵硬，因此准备活动必不可少，如甩甩手臂、轻揉躯体、扭扭腰肢、活动关节、放松肌肉，待热身后再进行锻炼，防止运动过急而诱发意外伤害。

6.冬季晨练不宜猛

猛蹲、猛立、猛回头这些动作老年人应当禁止。因为老年人多有不同程度的脑动脉硬化、高血压、高血脂、颈椎骨质增生等症，大脑供血有一定程度的不足。若猛然蹲、立或猛回头向后看，会使大脑供血不足而出现眩晕、耳鸣、眼花、恶心、呕吐等症状，甚至会骤然昏倒。因此，老年人锻炼时速度要慢，动作要缓，切莫猛蹲、猛立、猛回头，以免发生意外。

延伸阅读

老年人体育锻炼时怎样保护双脚

运动意味着双脚要承受额外的压力，因此需要对双脚额外地加以照顾。老年人在体育锻炼时，更应注意保护自己的双脚。

水泡、霉菌和脚癣全都因出汗引起。首先，过紧的鞋袜易使脚出汗。因此，不要穿过紧的运动鞋，并且最好穿能吸汗的柔软棉袜。为了减少出汗，可以在脚上和运动鞋里撒上爽足粉，以保持干燥。此外，鞋子大会摩擦脚趾皮肤，容易生成鸡眼。

其次，运动后可采取以下办法消除双脚的疲劳：

在运动后或晚上，可以用加盐的热水泡脚15分钟，再用浮石轻搓受压部位，多搭抹一些护肤乳以保持水分。

伸展脚趾，前后左右转动踝部数次。

手握成拳按摩脚底。

依次轻轻牵拉每个脚趾并左右扭动。用双手从脚趾开始按摩至足跟和踝部两侧，再从踝部按摩至脚趾，反复进行。

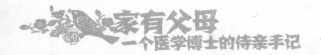

养护关节"四重唱"

与父亲喜欢早上去公园晨练不同,楼下张叔的锻炼方式是爬楼梯。几乎每天上班时,我都可以在楼梯间遇到他。有次,我禁不住好奇地问张叔,为什么他不像其他老年人那样去公园晨跑、打太极等,张叔的回答很有趣。他说,附近的小公园还要收费,爬楼梯多好,完全免费;更重要的是,爬楼梯在室内,刮风下雨都可以进行,白天晚上想爬就能爬,经济又方便。我劝张叔每天少爬几趟,爬多了对膝关节不好。张叔乐呵乐呵,没把我的话当回事。

没过两周,张叔就上我家来找我了,说不知怎么回事,膝关节隐隐作痛。我详细向张叔解释:爬楼梯确实可以锻炼心肺功能,同时还能够锻炼腿部肌肉群,起到一定的锻炼功效。不过,对于中老年人来说,用爬楼梯法锻炼身体,要掌握分寸和方法。

侍亲心得

爬楼梯时,身体的重量几乎全部集中在膝关节上。如果将爬楼梯作为锻炼身体的方式,频繁上下楼梯,较长时间重复一个动作,会使膝关节受到磨损的次数增多,受压强度也会增大。俗话说,"人老腿先老"。中老年人骨质老化加速,较长时间爬楼梯反而使肌腱、韧带、骨、软骨、关节、肌肉受到损伤的可能性增大。如果长了骨刺,再爬楼梯,骨刺会刺激周围软组织神经,引起炎症,甚至造成关节肿胀,活动不便。

做儿女的,可以从饮食起居几方面告诉父母怎样"养护关节"。

动:老年人应避免关节剧烈活动和过度负重,防止关节承受不恰当的重力和暴力,以减少关节的反复损伤。如髋关节或膝关节受累者,应避免过久站立、跑步、打球或长距离步行等。

坐:老年人应尽量不久坐和避免长时间保持同一姿势。坐一段时间后应起身活动。若久坐后双膝发僵,在起立前可做一下"热身运动"——轻轻地摆动几下腿部。

穿：老年人应该穿较有弹性的鞋子，用适当的鞋垫，穿戴护膝或弹性绷带，这些对保护膝、髋等关节十分有益。平时要注意保暖防潮，以避免关节受寒冷潮湿刺激而引发炎症。

食：肥胖的老年人宜控制饮食，减轻体重，以利于减轻关节负重。此外，平时应多食富含钙和胶原蛋白质的食品。胶原蛋白对"关节养护"十分关键。因为人体正常关节由软骨、关节囊膜、关节滑液和韧带等所组成，软骨可以保护关节，避免骨头的磨损。而胶原蛋白是关节中软骨组织的主要成分，负责构造软骨组织的框架并将其定型。

延伸阅读

腰腿疼痛的老人爬楼梯有技巧

为了减轻腰椎的负担，老人可自制一个大布袋，装入东西后将布袋挂到胸前或背后，尽量不用双手提携。

上下楼梯或久坐后膝盖疼痛的老人首先要尽量减少上下楼梯的次数。但在必须上下楼时，要掌握一定的技巧。

上楼时，可用不痛的腿迈步到更高的一级台阶，疼痛的腿随后跟上，要始终避免疼痛的腿先向上迈步；下楼时相反，应该让疼痛的腿先下。如双腿疼痛剧烈，侧身上下楼梯，可适当减轻疼痛。随后回到家里坐着时，做尽量伸直双腿或轮流将双腿伸直的动作。

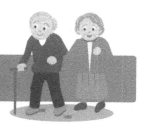

小贴士：年纪大的老年人，可以每天坚持走路
10~20分钟，大约3000步左右。

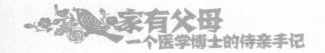

起居无小事,处处要留心

邻居张爷爷早一阵蹲在水果摊旁挑水果,起来没走几步就摔倒了,把额头都磕破了,渗出血来,好在张爷爷当时神志还比较清醒,在路人的帮助下,到附近诊所处理了伤口。家人接到电话,吓出一身冷汗,忙赶到诊所照料张爷爷。张爷爷直埋怨自己,当时起得太急了,头晕目眩的。确实,生活起居中的安全隐患要特别警惕。

侍亲心得

张爷爷在久蹲后,应慢慢站起来,不该急着起来。因为人在蹲位时,下肢呈屈曲状态,这时下肢的血管受压而使血液不易流向下肢。当久蹲的人突然站起时,下肢血管恢复畅通,这时就像猛然打开了闸门,血液就会大量地往下肢涌去,这样一来头部就显得血不够用了,大脑一时得不到充足的氧气,大部分人会头晕。同时,老年人耐受血容量不足的能力较差,症状较年轻人更明显。

由于老年人血管弹性减退,血压调节功能弱化,容易发生体位性低血压,严重情况下还可能发生晕厥,所以老年人在日常生活起居中要采取必要的安全措施。经过张爷爷这一事件后,我给父母也定制了一套安全规范。我们做儿女的,在日常生活中也要多关爱老人,做到细心、体贴、周到。

我建议父母起居动作一定要轻缓。老年人在突然、快速改变体位时常会发生头晕、眼花或心慌,甚至摔倒的情况。因此,我告诉父母起床、下床时要由卧而坐,停一会儿,再由坐而立,起步动作要慢。久坐后,应在原地站立一下再走;由蹲位到站立时,更应缓慢并站一会儿再走,不能站起来马上就走。尽量少做低头弯腰的动作。不要长时间站立,更换衣服或穿脱鞋袜时最好取坐位,必须保证不单腿站立。做家务劳动时,动作要舒缓,不急躁,要防止烫伤。

为老人准备的家具要实用。在布置父母的卧室时,我给父母选了硬床板,铺上厚褥子,高矮刚好合适,便于父母上下。座椅我选择了结实牢固有靠背和扶手的藤椅,高低适宜,接触地面一端很稳固。

　　有些体弱或高龄老人在行走时家人可为其准备一根拐杖,拐杖着地的一端最好带有橡皮头以防地滑。高龄老人则宜备便壶在床旁坐着小便。

延伸阅读

相关起居安全注意事项

❶ 尽量减少爬高就低;

❷ 尽量不穿塑料底和高跟鞋以防滑倒;

❸ 睡前不吸烟,必须保证不躺着吸烟,以防火灾;

❹ 做家务劳动时,动作要舒缓,不急躁,要防止烫伤;

❺ 常用物品不要随便移动位置,以便于取用。

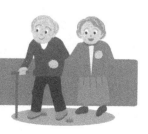

小贴士:老年人不便登高或弯腰,因此柜子和抽屉的高度最好控制在 80~150 厘米。

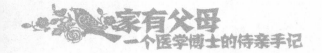
立春莫急换冬衣，老人"春捂"有诀窍

冬去春来，万物复苏，随着气温的逐渐回暖，人们也逐渐换下冬装，穿上春服。母亲趁着天气暖和，把一冬的棉袄都拿出来洗了，只穿一件薄薄的罩衫。可没想到母亲立马就感冒了，喷嚏打个不停。老年人不要急着换下冬衣，春天还是要捂一捂的。

侍亲心得

中医养生学强调，春季"不可顿去棉衣，老人气弱，骨疏体怯，风寒易伤腠理。时备加衣，遇暖易之一重，渐减一重，不可暴去"，"稍冷莫强忍，即便加服"，体弱之人要注意背部保暖。

春天气候变化较大，常出现乍暖还寒的情况，再加之人体的皮肤腠理已经变得疏泄，对寒邪的抗御能力有所减弱。如果不注意保暖，天一热就急忙脱衣服，就不能完全适应早晚与屋外的温差，稍不注意就会着凉感冒发烧。所以，体质较弱的老年人在春季一定不要轻易减少衣服，注意保暖，多"捂一点"比较好。

我建议母亲在"春捂"养生时，注意以下几点：

气温高于 15 摄氏度时，可适当脱减衣服，如果这时依旧冬装裹身，以为越捂越好，势必汗液增多，机体脱水，致使血液黏稠，血容量减少。轻者乏力倦怠，重时易促成心脑血管疾病。

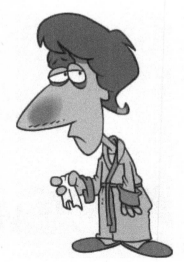

利用气象信息未雨绸缪，及早添衣，不要凭着自己的感觉去"捂"。其实，身体对寒冷的感觉常常滞后，迟钝于有害气象因子的到来约 12 小时左右，等到觉得冷了再想到"捂"，致病的寒邪可能已侵袭。

有些老人捂一捂，过早"鸣金收兵"，这样也是不好的。据气象学家研究，冬天被"凉透"了的人体内分泌循环和体温调节机能，对春寒还比较适应，而对乍暖的气温却反应迟钝，大约需 7 ~ 14 天才适应。因此，每遇寒潮，得在寒流过后捂 7 天以上，才能减去累赘的衣衫。捂不到位，便"鸣金收兵"急忙减衣，常会因体表复温不及而出现毛病。

　　当然，春捂并不意味着仅仅给身体提供了一个温室样的"衣服气候"。在衣着不太厚的情况下，每天从事户外活动半小时，使心跳加快，血流加速，全身发热，同样能造就一个适宜于人体的"微小气候"。运动激活了人体自身的调温反应，有利于及时对外界不良气象因子的刺激做出快速应对，弥补因衣着保暖不当而出现的疏漏，这才是主动的防御措施。

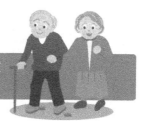

小贴士：老人"春捂"习惯要保持，尤其是清晨与夜晚，重点在于背部和腿部，以保存阳气，增强抵抗力。

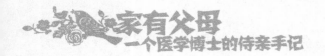

老来也有花枝俏

　　春节到了,家家户户都张灯结彩,也纷纷买新衣服过新年。我和妻子的服装都好买,小孩子的衣服更是容易挑选,唯独在给父母买衣服时,我们煞费了一番苦心。老人家的穿着,首先是要舒服保暖,但美观度也很重要。怎样做到既舒适又好看呢?

　　父母都是传统派,穿衣服讲究朴素简单,但是,大过年的,总得显得喜庆一点才好。周末,我和妻子特意陪父母逛了半天街,经过一番试穿,终于为老两口买到了各自满意的衣服。

　　在衣料质地的挑选上,我们选择了纯毛、混纺的,它们质感细腻,颜色纯正;此外,做工细致、款式宽松舒适是我们的首选。我们给母亲买了一件素色的羊绒外套,下面配呢制长裤,外出时可以再套上大衣。对于父亲,我们则选了一件灰色的呢绒大衣,再配上一条青色的围巾,老人家穿上顿时显得年轻了好几岁。

侍亲心得

　　一般说来,老年人体质要比中青年人弱些,动作迟缓些,心肺功能也相应差些,常会有心脏不适、气急等现象出现。因此,穿着不能对其身体产生束缚,而应力求选择宽松舒适、柔软轻便、利于活动的服装。此外,整洁的衣着不仅使老年人显得精神焕发、风度儒雅,也有利于防病健身。

　　老年人要考虑服装的式样是否适合自己的体型。颜色可以跳出灰、黑和蓝色的框框,选择中间色的布料,以内衣和毛衣为起点选用鲜艳的颜色。再有就是要选择质地考究的面料及做工精细、质地良好的布料,不仅耐穿,而且显得庄重。款式也要提倡有所变化和翻新,简洁明快,方便穿着,不适合开口过多或镶嵌过繁,也不宜有太多的附件和饰物。

　　老年人也要注意衣着和外貌的修饰,改善自己的形象,把自己打扮得年轻一些,这样有利于老年人的身心健康。

老年服饰如何进行色彩搭配

人到老年以后,因肌肤衰老而呈现松弛、消瘦等缺陷,这时,服装色彩需适应这种情况,加以掩盖及美化。一般来说,在正式场合,老年人的服装色彩应以沉着、稳重的色彩为主,明亮艳丽色彩为点缀,结合自身条件加以搭配组合,以便更加符合老年人的身份。

❶ 深蓝配红色

无论春、夏、秋、冬,只要您喜欢这样的搭配,穿着这两种色彩,定会倍添光彩。夏季上着红色衬衣,下着深蓝长裤或西装裙、旗袍裙,十分好看;冬季着红色棉衣,春秋着红色毛衣,配上深蓝色长裤或长裙也很精神、协调。

❷ 深蓝配灰色

有些老年人不喜欢穿很鲜艳的颜色,那么,深蓝配灰色就显得比较平稳、柔和、素雅,给人一种和蔼可亲的感觉。深蓝配灰色也适宜老年男性,上着深蓝色和下着灰色或上着灰色和下着深蓝色均可。

❸ 黑色配浅绿

穿配方法可参照深蓝配红色。老年人穿浅色的上衣可以带来生气,充满着希望和乐观,给人以轻松感。

❹ 黄褐色配白色

适合老年人春夏季节搭配。穿浅色系列的服装,给人以高雅、朴素之感。此搭配适合个子比较瘦小的老年人穿着。

❺ 驼灰色配橄榄绿

以驼灰色为下装,橄榄绿为上装,四季都适宜。肤色较为白净的老年人穿着最佳。

总之,黑、白、灰是配色中最稳重、安全的颜色。

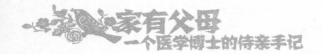

父母卧室巧装修

前段时间,邻居小李家搞装修,热火朝天忙了大半个月。在布置父母的居室时,年轻人都趋向于装修得美观,但是要适合父母,还得要讲究实用与安全,大家意见不一……小李向我求助,在装修时如何能既美观又让父母安居。

侍亲心得

确实,父母操劳一辈子,给父母布置一个健康、舒适、安全的居室是每个子女的心愿与责任。于是我把我曾经的装修经验告诉了小李,希望能给他带来帮助。

老人喜欢典雅、洁净、安宁、稳重的颜色,另一方面,由于老人体弱、心律减缓、视力减弱,一般宜采用浅色,如浅米黄、浅灰、浅蓝等,忌用红、橙、黄,因为红色会引起心律加速,血压升高,不利于健康。我家的装饰材料的颜色就是以浅蓝和浅米黄为主。浅蓝给人以安宁感,适合减缓心律,消除紧张。浅米黄给人以温馨感觉,有利于休息,消除疲劳。

我把父母的卧房安排在了朝阳的房间,这一方面是因为父母喜阳,另一方面朝阳的房间光线明亮,可以使老年人心情愉快,有利于身心健康,父母坐在家中就可以享受阳光。同时老人喜静,老人的房间应尽量安排远离客厅和餐厅。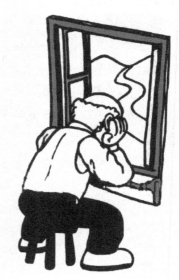

父母年纪大了,根据他们身体的特点,我对室内外进行了无障碍设计,减少地面层的高低差。室内地面采用防滑材料,厨卫采用防滑瓷砖,其他地面建议采用木地板、塑料地板、橡胶地板或地毯。卫生间的洁具要选用能升降的马桶,浴缸不宜过高,较高的应加垫以方便老人坐立,浴缸要安装扶手,地面要有防滑措施,以确保安全。

选择家具时,我从实用出发,宜少不宜多,外露部分尽量选择没有棱角的。为父母挑的床旁边设有扶手,方便老人上下床。

在窗帘上,我也费了一番心思。老年人的居室窗帘可选用提花布、织锦布等,这样的窗帘厚重、素雅的质地和图案,以及华丽的编织手法,展现出老人成熟、稳重的智者风范。此外,厚重的窗帘带来稳定的睡眠环境,对于老人的身体大有好处。窗帘最好设置为双层,分纱帘和织锦布帘,这样部分拉启可以调节室内亮度,同时也使老人免受过烈的阳光刺激。

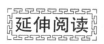

延伸阅读

老人居室装修布置要"点睛"

色彩与光、热的协调和统一,能给老年人增添生活乐趣,令人身心愉悦,有利于消除疲劳、带来活力。在房间中,摆放盆栽花卉是不错的点睛之法。绿色是生命的象征,是生之源。有了绿色植物,房间内顿时富有生气,它还可以调节屋内的温、湿度,使室内空气清新。有的老年人喜欢养鸟。怡情养性的几声脆啼鸟语,更可使生活其乐无穷。在花前摆放一张躺椅、安乐椅或藤椅更为实用,效果会更好。

老年人居室的织物,是房间精美与否的点睛之笔。床单、床罩、窗帘、门帘、枕套、沙发巾、桌布、壁挂等颜色或古朴庄重,或淡雅清新,应与房间的整体色调协调一致,图案应以简洁为好。在材质上应选用既能保温、阻尘、隔音,又能美化居室的材料。

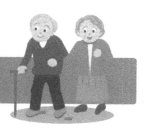

小贴士:老人的床应放在空气流通的地方,居室每天开窗两次,每次 20~30 分钟。

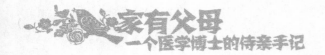

每天一分钟，老眼不昏花

邻居刘奶奶以前视力一直不错，穿针引线不在话下。可近半年来，视力逐步下降，穿针越来越吃力，看东西也有些变形了。刘奶奶以为年龄大了机体老化，器官功能衰退，视力不如以前是很自然的事。我建议她到医院检查一下。经诊断，刘奶奶患了黄斑变性。

侍亲心得

老年性黄斑变性是引起中老年人失明的"杀手"。黄斑，是眼球内视网膜的一个特殊区域，负责掌管精确视力、色觉和光适应等功能。由于它长期被光线照射，长期的积累会使黄斑的感官细胞等有变性，而影响视觉功能。这种情况，如果不及时治疗，是很可能致盲的。因此，对于老年人来说，正确认识眼病，每年定期进行眼科检查是很重要的。

当然，我们在日常生活中也可以进行养目。我告诉父母每天早上洗脸时，将毛巾浸在热水里拧得不要过干，立即折起趁热盖在额头和双眼部，头稍仰望，眼睛暂时轻闭约一分多钟，温度降低拿开后再洗脸。热毛巾敷眼可以促进眼睛局部的血液循环，是消除眼睛疲劳的一种好方法。长期坚持下来，父母视力一直不错。

延伸阅读

❶ 远眺运目

室内活动较多的人，要多做些室外锻炼，有规律地运转眼球和平视远处的山峰、楼顶、塔尖、河流等景物，以调节眼肌和晶状体，减轻眼睛的疲劳，改善视力。

❷ 热浴熏目

用眼不要过度，不要久看电视及书报，避免在暗光或日光下看书，以免损伤视力。眼睛疲劳时可用热毛巾熏浴双眼，以防止眼疾和消除眼肌疲劳。

❸ 择食养目

注意食物的选择和搭配，多吃些含维生素及微量元素丰富的食物，如鱼类、豆类、各种新鲜蔬菜、水果、牡蛎、蚌、瘦猪肉、鸡肉、甲鱼、蛋类和食用菌类。口服枸杞、贞子、麦冬及鱼肝油丸等，也有明目作用。

❹ 按摩熨目

两手掌快搓后按抚双目，可改善眼部的血液循环，消除眼睛的疲劳。恰当地按摩眼睛和周围的穴位，定时做眼保健操，可预防视力下降。但按摩不可过度用力，以免引起眼压增高或眼底出血。

❺ 四季护目

春、秋天风大尘多，外出须戴好护目镜，以防风沙迷眼。夏日和雪日外出，要选择墨镜护目，以防紫外线强光损害眼睛。视力差者，还须配戴适度的眼镜，以纠正屈光不正。

❻ 眼疾治目

老年人结膜炎、角膜炎、巩膜炎、视网膜炎等发病率较高，应对症选药。对于老年性青光眼、白内障，以及眼底动脉硬化等眼疾，还应积极治疗原发病。

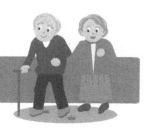

小贴士:老年人看书所需照明是年轻人的3倍，因此建议老年人看书灯泡最好不低于60瓦。

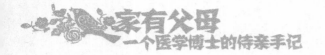

老人染发不利健康

妻子最近颇为苦恼，与岳母因为染发的问题发生了争吵。岳母是个比较爱时髦的"老来俏"。老人家不满自己的头发日渐变白，隔一段时间就去理发店染发。妻子同为医生，深知染发对健康非常不利，就强烈反对岳母染发。没想到岳母认为女儿不体谅她的苦恼，还给她一个劲地"泼凉水"，两人就此吵了好几架。看着她们娘两为此事闹别扭，我赶紧出来调和。

侍亲心得

我向岳母详细讲解了老年人染发的坏处。其实，老年人染发比年轻人更危险。在染发致病的人群中，年轻人黑发染成彩色的致病率相对低一些，致病率高的往往是那些把白发染成黑发的老年人。这是因为，老年人染发要从发根染起，染发剂与头皮紧密接触；再加上老年人染发的时间间隔往往很短，头部皮肤反复吸收染发剂，如果体质较差，就更容易对身体造成危害。目前市场上普遍使用的都是化学染发剂，其中含有一种叫做对苯二胺的致癌物质，一旦过敏体质的

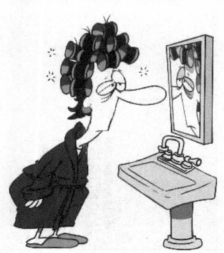

人接触到这种化学物质，就会产生红斑、丘疹、水泡等症状，从而引起过敏。如果长期与这种致癌物质接触，还可能诱发皮肤癌、白血病、膀胱癌等疾病。

岳母听了这些，内心已经有些动摇。但要让她立马做到完全不染发，还是有点难度。于是我又教了老人家一招：虽然老年人最好不要染发，但如果有特殊情况必须要染，只要一年不超过两次，还是可以的，但最好用天然纯植物染发剂，而且一定要购买质量和信誉好的产品。另

外,要到专业的美发店染发,在染发之前先做皮试,选择半永久性的染色剂。在染发过程中,要提醒染发人员尽量不要把染发剂靠近头皮和毛囊。

老人家终于兴高采烈地接受了我的建议,我们家的这场因染发引发的战争也烟消云散了。

不管怎样,染发对老年人来说,危害都是巨大的,尤其是患有免疫紊乱性疾病的,如糖尿病患者;本身具有皮肤问题者,如皮炎患者;具有高敏体质者,如对多种事物都很容易过敏的患者,建议最好不要染发。

延伸阅读

如何减少白发症

❶ 保持营养均衡,平时多吃些新鲜的蔬菜和水果。

❷ 补充头发所需营养,可以多吃些滋补类的食物,如木耳、核桃、黑枣等,有助于头发快速生长。

❸ 避免精神受到过大刺激,保持积极乐观的情绪,可缓解老年白发进程。

❹ 对于各种慢性疾病一定要积极治疗,特别是肾虚病患者,以免加速白发速度。

❺ 患者平时要积极加强身体锻炼,这样可以起到促进血液循环的作用,而且还能够增强黑色素细胞的功能。

❻ 梳头按摩法也不失为一种补救措施。在梳头发时可用手指轻轻揉搓头发,建议每日早晚各一次,每次1~2分钟,每分钟梳或揉搓30~40次。长久坚持下去,可以起到延缓老年白发的进程。

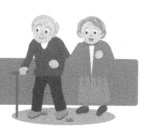

小贴士:芝麻对头发好,但是吃多了会加速秃头。比较适合的食量应是每天半小匙,不能超过一瓷勺。

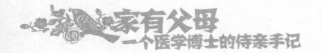

老年男性也要勤洗下身

　　"你劝劝你爸爸,天气一冷,洗澡的次数少了,连带着也很少清洗下身,我劝也不听。每次换下的内裤味道都很难闻。"母亲向我抱怨。虽说不是什么大事,但是父母常为这事吵架还挺影响感情呢。于是,我找了一个适当的时间和父亲谈了勤洗下身的好处以及方法。父亲有点难为情地说:"一个是专家一个是管家,看来我得遵办才行。"

侍亲心得

　　的确,老年男性如果不经常清洗下身或是洗不干净,就会诱发包皮炎。患上包皮炎,如果说潮湿、红肿、疼痛、瘙痒这些都还能忍,那严重时导致阴茎头坏死或是阴茎癌,可就不是闹着玩儿的了。所以说,为了远离这些疾病的困扰,平时麻烦点儿不算什么。

　　因此,老年男性应养成在睡前用温水洗下身的好习惯,注意不要用太热的水洗。可不要小看洗下身这件事,不要流于形式,否则有可能事倍功半,甚至适得其反。如有些人图省事,用洗脚水凑合一洗完事,殊不知会把脚癣的霉菌传染到会阴部,形成股癣。

　　清洗时要先洗生殖器官,再洗肛门,洗过肛门后就不得再用同一盆水重新洗生殖器官了。擦干的顺序与上面讲的一样,要单独准备一块毛巾,不要和洗脚毛巾混用。擦完后用干净水洗净毛巾晾干。

　　冬天气候寒冷,睡觉前用温热水洗下身,再配合用热毛巾摩擦会阴区,还可促进全身血液循环,既有催眠作用,又能健身防病。对中老年失眠、性机能衰退性阳痿、痔疮等还有显著疗效,这些方法简便易行,不妨一试。

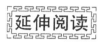

延伸阅读

包皮炎医学小知识

男子包皮中皮脂腺分泌一般比较旺盛，如果不经常清洗外生殖器，或者清洗外生殖器时没有将包皮上翻，就会使包皮皮脂腺分泌物大量积存在包皮下，形成豆腐渣样的包皮垢，诱发包皮炎。此病急性发作时，男子的阴茎头或包皮局部常有潮湿、红肿、疼痛、瘙痒等症状，甚至发生糜烂溃疡，有黄色脓性或乳白色特殊臭味的分泌物出现，严重时可导致阴茎头坏死。在急性发作后，有时会造成包皮与阴茎头粘连，使包皮不能上翻，最终引起尿道口狭窄、排尿困难，严重者引起尿路感染。而且包皮垢的慢性刺激和阴茎头包皮炎的反复发作也是引起阴茎癌的重要因素之一。预防阴茎包皮炎最简单而又行之有效的办法就是彻底清洗。一旦患上此病，则应进行积极的治疗。其常用的治疗方法为：抗菌素口服，外阴清洗，包皮环切。

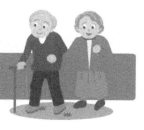

小贴士：治疗阴茎包皮炎常用的方法为抗菌素口服、外阴清洗、包皮环切。

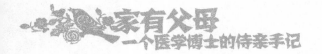
李阿姨的护颜秘方

我家隔壁的李阿姨是个非常爱俏的老年人，阿姨年轻时是个有名的美人，老了之后，她也非常注重保养和护肤，所以和同龄人比起来，她看上去显得年轻，皮肤也有光泽许多，惹得很多阿姨羡慕不已，纷纷向她取经。

阿姨说她肌肤保养一个很重要的方面，就是选对了护肤品。阿姨根据多年的保养经验，选的是特别针对老年人皮肤特点的护肤品。阿姨介绍，她特别信赖珍珠类护肤品，这类护肤品中添加了珍珠粉或珍珠层粉，坚持使用，皮肤自然而然就受到营养滋润，年轻许多。

侍亲心得

李阿姨的保养心得很科学。老年人的皮肤特点是松弛而有皱纹，皮下脂肪减少甚至消失，汗腺及皮脂腺萎缩，皮肤干燥、变硬、变薄，防御功能下降。因此，老年人宜选择适当的营养性护肤品，才能延缓皮肤老化并保持肌肤活力。珍珠类护肤品，因为珍珠中含有活性钙及锌、铜、锰和铬等20多种微量元素及角蛋白肽类等多种成分，能参与人体酶的代谢，它们具有维护皮肤弹性、减少皱纹，使皮肤光滑红润抗衰老的作用。

其实，除了使用珍珠类护肤品，还有一个保养方法，那就是内服珍珠粉。

珍珠粉为全天然成分，性质温和，被人体吸收后，通过参与机体代谢，以内养外，能达到对全身肌肤的整体调理和保养。它能促进新生细胞合成，并不断补充到皮肤表层，使皮肤光滑细腻有弹性，延缓衰老。除了美容功效，珍珠粉还能有效补钙、镇心安神、改善睡眠、消除紧张疲劳，让肌体保持充沛的精力。珍珠粉还有止咳化痰、清热解毒、调节内分泌等作用。因此，儿女们可以给母亲买些纯正珍珠粉内服，让母亲由内而外地保养。

适合老年朋友使用的护肤品

除了珍珠类护肤品,还有其他几个种类的护肤品适合老年人使用。

❶ 蜂乳类

蜂乳中尼克酸含量较高,能较好地防止皮肤变粗。另外,蜂乳还含有蛋白质、糖、脂类及多种人体需要的生物活性物质,从而滋润皮肤。

❷ 花粉类

花粉中含有多种氨基酸、维生素及人体必需的多种元素,能促进皮肤的新陈代谢,使皮肤柔软,增加弹性,减轻面部色斑及小皱纹。

❸ 人参类

人参含有多种维生素、激素和酶,能促进蛋白质合成和毛细血管血液循环,刺激神经,活化皮肤,起到滋润和调理皮肤的作用。

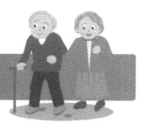

小贴士:老年人晨起空腹饮杯白开水,能清洁肠胃,促进血液循环。

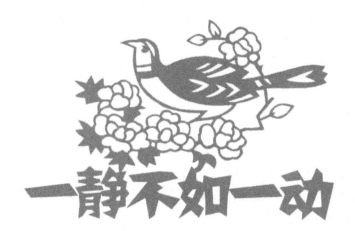

一静不如一动

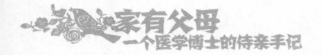

如何做一个老年"不倒翁"

前段时间,隔壁的宋奶奶去买菜时不小心滑了一跤,当时就跌坐在地上起不来了,幸亏一个路过的好心小伙将她送到了医院。医生一检查,腕骨骨折,在家休养了一个多月才好。妻子听说这事儿以后,特意回家叮嘱父母出门要多当心,下雨天尽量少出门,要买什么尽管给我们打电话。"唉,我们这一把年纪了啊,难免磕磕碰碰,摔得好的话去就去了,千万别弄得半身不遂给你们添麻烦。"妻子听了心里一阵心酸,赶忙回来要我支招。

侍亲心得

的确,人上了岁数,身体平衡能力下降,跌倒的风险也会比年轻人高出许多,而且老人跌倒的后果很难预测。临床研究表明,老年人跌倒的病死率较未发生跌倒的老年人高出五倍之多。一般来说,由于老人普遍有骨质疏松的情况,因此骨折的情况最易发生,而且随年龄增长不断上升。骨折部位多发生在髋骨、肱骨、腕骨、肋骨等。

老人发生跌倒后,注意不要急着把人扶起来。跌倒容易出现骨折或四肢损伤,这时如果随便搬动,不仅会让老人疼痛加剧,甚至会损伤周围的血管,可能造成大出血。正确做法是先观察情况。如果骨折,把受伤的部位简单固定;若是高血压,则应在原地保持头高脚低的半侧位。

平衡能力反映了身体前庭器官、肌肉、关节在内的本体感受器对各方面刺激的协调能力。训练平衡能力对老人来说非常重要。怎么训练平衡能力,防止跌倒呢? 我向父母推荐了一个"闭目训练平衡法",教他们做一个老年"不倒翁"。

1. 最简单的闭目"金鸡独立",站立位,两眼微闭,两手自然放在身体两侧,任意抬起一只脚,试试能站立几分钟。

2. 闭目站立位,两脚分开与肩同宽,双臂向两侧平举,身体先向左侧摆动,再向右侧摆动,然后可逐渐将两脚靠拢,以增加锻炼难度。

3. 闭目站立位,右脚脚尖抵住左脚脚跟,呈直线,两臂侧平举,维持 10 秒以上。如果平衡能力较好,两臂自然垂于体侧,维持 10 秒以上。

4. 顺时针方向转 3 圈,停下后闭目站立 30 秒;再逆时针方向转 3 圈,停下后闭目站立 30 秒。

一般而言,在练习平衡时,如果睁眼进行,通过双眼和参照物之间的协调找准平衡点,更容易完成动作。但闭眼练习时,则是通过调动大脑神经来对平衡进行调节,动作难度会加大,可以使意念集中,取得更好的锻炼效果。所以对老人来说,几种简单的"闭目练习平衡法"可能更有效。

但是,建议老年人先在睁眼状态下进行练习,然后逐步过渡到闭目练习。闭目练习平衡难度较大,老年人开始锻炼时,最好旁边有人进行保护,或者靠近扶持物进行练习。

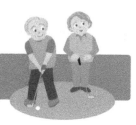

小贴士:若老人摔倒在地,应将其缓缓放置仰卧位,同时把头偏向一侧,以防呕吐物进入气管引起窒息。

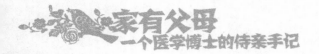
倒走,谨防闪了腰

夏天的早晨和傍晚,经过小区的健身园地时,常常能看到正在进行"倒走"的老太太老爷爷们。在大家的感染下,我母亲也加入了这一时尚的运动,一大早就换上运动鞋去小区锻炼了。可没想还没到吃早餐的工夫,母亲就回来了。见她撑着腰,嘴里还不时哼哼,妻子忙过去扶着她,问怎么了。母亲摆摆手说:"哎,第一天倒走,就闪了腰。落伍啦,倒走这一时尚运动还真不适合我。"妻子直埋怨我应该早点给母亲支点招,就不至于受这罪了。

侍亲心得

从运动保健方面来说,倒着走确实能起到强身健体的作用,能提高腿部、臀部和腰部肌肉力量,并能起到减肥作用。倒走特别有助于腰部疾病患者的康复和保健,此种病大多是腰肌、臀肌,特别是外旋肌发生劳损所致。而倒走时,每当足跟提起向后迈步时,由于骨盆倾斜和向前走正好相反,这样就可使受伤的肌肉得到充分休息。但是,倒着走一定要量力而行,尤其是患有心脑血管疾病、高血压的老年人,要遵照大夫的意见来锻炼。患病老人做运动时,应以稍稍出汗、不觉胸闷为宜。切不能盲目加压,致使身体不堪重负。

母亲所说的不适合,其实是没掌握方法。于是我给母亲提了几点建议,也希望这些小建议对正准备进行倒走运动的老年人有用。

做好准备活动,不要马上就进行倒走,可在原地轻轻活动踝关节、膝关节,并做做腰部回环。活动开身体后,在原地踏步,这要求全身放松,两臂前后摆动,大腿带动小腿踏步,提足跟,脚尖不离开地面,练习1分钟,然后再高抬大腿,足掌稍离地面,练习2分钟。

在原地踏步感觉适应的情况下,高抬腿轻落步向后走。开始步子要稳,步子不可过大和走得过急。可以走走、停停,两臂轻松地前后摆动,以维持身体平衡。

倒走的次数也有讲究,对腰痛、关节炎患者来说,每天进行倒走练习2~3

次,每次 100~200 步,中间休息 2 分钟,往复 4~5 次。

若想达到减肥的效果,可每天早晚进行两次倒走练习,每次行进 1500~2000米。动作熟练后,可加快速度或向后慢跑。

但是对母亲这样的初练者来说,还有一些特别事项需注意。

首先,倒着走要有参照物。初练者身体先向前倾,走路时腿自然下落,小心地先用脚指头着地再过渡到全脚,重心要放在前面,这样即使稍微踩空了,也不会摔跟头。手臂要自然摆动,保持整体平衡。这样走可以强化腰腿肌肉,增强平衡,比正行耗氧多。

其次,初练者应选择平坦的、人比较少的场地,最好是直道。一开始速度要慢,步子要小,走的时间要短。等练习的时间长了,次数多了,则可以尝试在弯道上行走,速度可以快一些,步子稍微放大一点,倒行的时间也可以适当延长一些。此外,在倒行已经很熟练的情况下,倒行者还可以加大难度,例如上坡倒行和草地上倒行等。

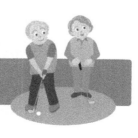

小贴士:老人在公园或树林进行倒走锻炼时,一定要注意周围的树、石头,以免跌倒或撞伤。

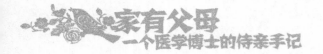
散步的讲究

　　每天吃过晚饭，妻子和我都喜欢陪着父母在小区里散散步，看看花弄弄草，跟熟识的邻居拉拉家常，闲散、自在。散步有很多的好处，一家人常常一起散散步，可以使家庭关系更加融洽，也能让父母正在老化的身体、大脑变灵活。

侍亲心得

　　父母随着年纪增大，各种慢性疾病也逐渐增加了。这种情况下，父母无论是在大脑的反应能力、肌肉和骨骼的支撑能力，还是在身体的协调能力等方面，都大不如前。散步对于健康非常有益，特别是对于老年人，但散步也要有所讲究，我告诉大家几种不同的老年散步方法。

　　普通散步法：速度以每分钟60～90步为宜，每次20～30分钟。适合患冠心病、高血压、脑出血后遗症、呼吸系统疾病的老年人。

　　快速散步法：散步时昂首挺胸、阔步向前，每分钟走90～120步，每次30～40分钟。适合慢性关节炎、胃肠道疾病恢复期的老年患者。

　　摆臂散步法：散步时，两臂随步伐节奏做较大幅度摆动，每分钟60～90步。可增强骨关节和胸腔功能，防治肩周炎、肺气肿、胸闷及老年慢性支气管炎。

　　倒退散步法：散步时双手叉腰，两膝挺直。先向后退再向前走各100步，如此反复多遍，以不觉疲劳为宜。可防治老年人腰腿痛、胃肠功能紊乱等症。

　　定量散步法：即按照特定的线路、速度和时间，走完规定的路程。散步时，以平坦路面和爬坡攀高交替进行，做到快慢结合。对锻炼老年人的心肺功能大有益处。

　　另外，为了保持身体平衡，体弱的老人在散步时最好挂个拐杖，拐杖的高度要与手的位置相符，拐杖的底部和把手都要防滑。

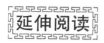

让散步健身效果更好的配合动作

有哪一些配合动作可以让散步健身效果更好呢？我建议大家在散步时可配合使用以下动作：

左顾右盼：散步时有意识地缓慢向左右顾望，好像有人在后面呼唤你的名字一样，稍停几秒钟后即复位。这对防治颈椎病有良效，但动作一定要慢。

弯腰拾物：即在步行时，好像看到路上有失落的东西一样，弯腰拾起来。具体做法是先左脚上前，再随着弯腰，右手手指伸向左脚尖前着地，再缓慢直起腰来复位。这样可使四肢关节、腰骶椎都得到锻炼。

漫步吟咏：在散步时，吟咏那些歌颂四季、景物、节日等的古代诗词。这样边步行边赏景边吟诗，身心俱佳，其乐无穷。

仰天长啸：有意识地尽力深吸气，然后张口发出"啊、嘻、哦、嘘、呼、哈"等声音，缓缓地将气吐出去，对慢性呼吸系统疾病可起到防治作用。

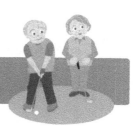

小贴士：老年人散步时最好别背着手，这样不能充分活动身体各部位，不利于身体放松。

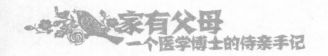

手摇扇子,消暑又保健

炎炎夏日,热浪扑面而来。家人贪图凉快都喜欢长时间开着空调,母亲因此还感冒了好几次。看着母亲直流鼻涕,可把妻子急坏了。下班回家,我特意跑去小摊子给父母一人买了一把大蒲扇。看着我拿着两把大蒲扇,家人觉得奇怪,还笑我是活济公。妹妹说,现在几乎家家都备有电扇或空调,还买蒲扇干吗?

侍亲心得

其实,夏天中暑的患者很少,常见的多是着凉的患者。很多人初次听到都会不理解,明明夏天很炎热,怎么会着凉呢? 事实上,正是因为夏天天气炎热,所以人们都喜欢吃冷的食物或者冷饮来降温,或者长时间使用风扇、空调,或者冷水洗浴,或者长时间在室外乘凉。这样,很容易造成着凉,也就是寒邪侵袭。而对老年人来说,经常手摇扇子,不仅可以消暑,还能起到健身防病的作用。下面我来说说摇扇子的功效。

摇扇子可以"摇掉"肩周炎,因为摇扇子是一种需要手指、腕和局部关节肌肉协调配合的上肢运动,在天热的时候经常摇扇,正是对上肢关节肌肉的锻炼,可以促进肌肉的血液循环。

摇扇子还可以"摇走"不良情绪。有研究表明,人的情绪、心境和行为与季节变化有关。在炎热的夏季,中老年人用手摇扇可以怡情逸性。

摇扇子还可以让老年人远离热中风。热中风与使用空调不当关系很大。老年人在热天应有意识地进行左手摇扇,通过加强左手运动,活化右脑,增强左侧肢体的灵活性,还可以增强右脑半球血管的弹性,减少脑血管疾病的发生。

延伸阅读

老年人夏季消暑小攻略

夏季来临,有些老年人热得浑身不自在,但一吹空调,又一不小心就感冒了。在这里,我向大家推荐几个消暑小功略。

❶ 最佳消暑对策:心静

俗语说,"心静自然凉"。天气炎热,人就显得烦躁,所以,消暑首先就是让自己的思想平静下来,神清气和,乐观愉快,不要焦虑、紧张、急躁、激动,让神经系统处于宁静的状态。

❷ 最佳消暑食品:绿豆

绿豆甘寒,有清心利尿、消暑止渴、清热解毒之效。绿豆汤是民间常用的消暑与解毒良药,夏季常吃绿豆粥消暑养胃效果最佳。绿豆常用于治疗暑热烦渴,心、胃热盛及痈肿、丹毒等证。

❸ 最佳消暑药物:荷叶

荷叶味苦性平,其气清香,新鲜者善清夏日暑邪以化秽浊,清热解暑方中最多配用。夏日如以鲜荷叶包六一散煎服,或以鲜荷叶包粳米蒸饭,以鲜荷叶泡茶,均有清暑利湿之良效。

❹ 最佳消暑水果:西瓜

西瓜味甘性寒,有消暑除烦、止渴利尿之效,是夏令解暑佳品,有"天然白虎汤"之称。凡暑热烦渴、口渴心烦、小便不利、暑热伤津及伤酒等证,均适合食用。但暑证内有寒湿者不宜进食。

❺ 最佳消暑蔬菜:苦瓜

苦瓜,是大众喜欢的夏季蔬菜,性寒味苦,有清热解毒、清心消暑、明目降压之功,对中暑、痢疾、恶疮等有防治作用。苦瓜含有多种氨基酸、维生素和矿物质。苦瓜还含有一种叫"多肽—P"类似胰岛素的物质,有降糖功效,是防治糖尿病的佳品。苦瓜如烹调得法,淡淡苦味中带有清香,别有一番风味。

❻ 最佳消暑饮料:热茶

茶(绿茶或花茶最适合夏季饮用)能清心利尿、解热除烦、止渴消暑。实践证明,热茶的消暑降温功效明显超过各种冷饮。

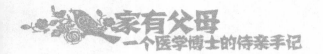

让血压降下来的简单运动方法

邻居张爷爷有高血压，不知从哪里听说高血压宜静养不宜运动，于是张爷爷放弃了喜欢的乒乓球、登山等运动，常常在家里静养。可是，血压没降下来，体重倒一路飙升。同时，少了与朋友一起进行锻炼的张爷爷，精神没以前好了，心情也变得糟糕了。这是怎么回事呢？

侍亲心得

其实，高血压如果没有达到危险的程度，多不需要在家静养。而运动一直是预防、治疗和控制高血压的基石，只是高血压病人不宜做剧烈运动。像张爷爷这样，完全放弃了运动，选择在家静养，反而不利于降低血压。

于是我给张爷爷推荐了一套高血压运动疗法，可有效降低血压，改善症状。这套运动既可在户外做，也适合在室内做，不会受天气影响，简单易行。张爷爷坚持着做这套运动，血压降下来了，心情也舒畅了，常见他在小区里和大家说说笑笑的。现在我把这套高血压运动疗法介绍给大家。

揉膝运动：并腿站立，上身前屈，两手按膝。两膝弯屈由右向前往左环绕一周，同时双手同方向揉膝；然后反方向重复一次。左右各做 10 次。

钟摆运动：两足平行与肩同宽站立，两臂自然下垂。吸气时双手掌朝后，两臂肘关节伸直向后摆，同时挺胸，两足跟提起；然后呼气时两手向内翻掌，手掌向前，两臂放松向前摆（双肘可稍弯曲）的同时落下双足跟，此为一次。重复 5 ~ 10 次。

双臂起落：分足与肩同宽站立，两臂自然下垂。吸气时两肘、腕和手指伸直外展 90 度平举，然后呼气时两肘屈曲，两前臂由手腕带动向内侧划弧线，两手经下颌两侧下落还原，同时两膝稍屈曲再伸直。重复 5 ~ 10 次。

上抬足跟：两足并拢站立。吸气时两臂外展 90 度侧平举，同时左膝屈曲提起（绷紧足面）至足尖点地，足心向内；然后呼气时两臂下落，摆至两臂弯曲胸前交叉,同时左腿伸直与右腿并拢呈站立状。换右腿做同样动作。各重复6次。

　　其实对高血压老人来说,除了运动防治外,家人的关爱是老人最大的安神剂。如果家里有高血压老人,家属应学会量血压,以便更好地监测病情。要为老人提供安静的睡眠环境,使其保证充分的睡眠。避免其生气愤怒而诱发血压升高,保持轻松稳定的情绪。每日摄盐低于6克。如果老人肥胖,还要限制热量和脂类的摄入,避免过度劳累,禁烟酒。

延伸阅读

高血压病人运动注意事项

❶ 合理运动,勿过量或太强太累,要采取循序渐进的方式来增加活动量;运动的最大心率 =(200-年龄)×84%,最小心率 =(200-年龄)×70%,运动时心率应在二者之间。

❷ 在夏天,选择清晨或者黄昏进行运动较适宜。

❸ 穿舒适吸汗的衣服,应选棉质衣料,穿运动鞋。

❹ 选择安全场所,如公园、学校,勿在巷道、马路边进行运动。

❺ 进行运动时,切勿空腹,以免发生低血糖,应在饭后2小时进行运动。

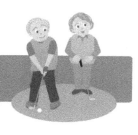

小贴士:高血压患者的运动应当以有氧训练为主,包括步行、慢跑、骑自行车、游泳和体操等。

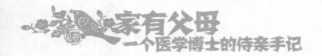

春困烦恼一扫光

春天伊始，万物复苏，呈现出一派生机勃勃的景象。但最近父母起床后总是一副无精打采的样子，坐在沙发上懒懒的，一点都不想动。母亲跟我抱怨："总觉得干什么都提不起精神，一个午觉能睡到下午三四点……"妻子很担心这种萎靡不振的状况会影响老人的健康。一日晚饭后，妻子向我说出了她的担忧："你看爸妈老是一副没睡醒的样子，是不是身体出了什么毛病呀？"

侍亲心得

常言道：春困秋乏。这是一种正常的人体感受。进入春天，随着气温的升高，人体皮肤的毛细血管和毛孔明显舒张，体表的血液循环随之旺盛，血液供应量比冬天要明显增多，流入大脑的血液比冬天少，大脑的氧气供应量减少，导致脑神经细胞兴奋程度的降低，人体一时还适应不了这样的气候变化，于是出现了软绵绵、无精打采、昏沉欲睡的春困现象。

用什么办法能够赶走春困呢？我给父母推荐了几个小动作，帮助他们甩掉春困。

搓脸：早晨睁开惺忪睡眼之后，用手搓搓脸，对人的健康是有一定益处的。具体方法是：先用双手中指同时揉揉两个鼻孔旁的迎香穴数次。然后上行搓到额头，再向两侧分开，沿两颊下行搓到额尖汇合处。如此反复搓脸 20 次。这个动作能促进面部血液循环，增加面部肌肤抗风寒能力，有醒脑和预防感冒之功。

弹脑：坐在床上，两手掌心分别按紧两侧耳朵。用食指、中指和无名指轻弹后脑壳，每天早晨弹 3 ~ 4 次，能解疲劳、防头晕、强听力、治耳鸣。

挺腹：平卧，双腿伸直，做腹式呼吸。吸气时，腹部有力地向上挺起，呼气时松下，反复 10 多次。这个动作有增强腹肌弹性、预防腹壁肌肉松弛、脂肪积聚腹内、促进肠胃消化吸收的作用。

拱身：趴在床上，撑开双手，伸直合拢双腿，翘起臀部，用力拱腰，放下高翘的臀部,如此反复 10 多次。这个动作有锻炼腰背、四肢的肌肉和关节,促进全身气血流畅,防治腰酸背痛的作用。

有春困症状的人,往往存在着失眠多梦、五心烦热、潮热、舌红、少津、脉细数等阴虚现象。饮食上要多食马兰头、荠菜、芹菜等滋阴的食物,少吃橘子、羊肉等温性食物,也可用中药枫斗、西洋参等调理。同时,要多在阳光充足、绿化多的地方活动,给大脑以更多的氧气。不要过度劳累,睡眠与锻炼也不能过度。

延伸阅读

四招轻松应对春困

❶ 春季多喝茶水

中老年人春季多喝茶水有助缓解春困,还可以提神醒脑、排毒去火。当发现自己出现昏昏欲睡的时候泡上一杯茶水对缓解春困非常有效。

❷ 春季保证充足睡眠

春季保证充足睡眠也是预防春困的途径之一。老年人每天晚上可按摩入睡,睡眠时间不得低于 8 小时,午饭后可以小憩一会,这样方可缓解春困有助春季养生。

❸ 春季多参加运动锻炼

春季多参加运动锻炼可以增强老年人体质,促进血液正常循环有助大脑清醒,有效缓解春困的发生。

❹ 控制室内温度、保持室内空气流通

春季室内温度过高、室内空气流通不畅容易造成昏昏欲睡,建议老年人预防春困需要控制室内温度并保持室内空气流通。

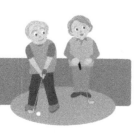

小贴士:老年人每天早起、晚睡前各做 1 次头皮操,是消除脑疲劳困倦的简单有效方法。

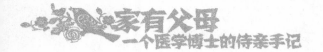

三个小动作远离脑中风

一位远房表叔在家里突然感到天旋地转，站立不稳，昏倒在地。送到医院，医生诊断为脑中风。现在这位表叔躺在病床上，完全失去了自理能力。父母听说了这个消息，很是担忧。记得以前这位表叔的身体可好了，没想到说倒下就倒下了。这让我们大家心里很不是滋味。做儿女的，平时要多关注老人。虽然父母身体挺健康的，但是预防很重要。

侍亲心得

引起脑中风的原因有很多，如高血压病和动脉粥样硬化，是最主要和最常见的。而心脏病是脑栓塞的主要原因之一。代谢病如糖尿病、高脂血症等，均与脑血管病关系密切。另外，气温变化，环境、情绪的改变，过度紧张、疲劳等也是脑中风的原因。吸烟、过度饮酒者中风发病率也会大大增加。据说，我这位表叔就是一个常年嗜酒者。

为了防患于未然，避免给父母带来不必要的伤害，我向父母推荐了几个预防中风的小动作。

双脚划圈：自然站立，旋踝时一脚站立，另一只脚旋转，双脚交替进行，也可采取坐立或仰卧位进行。每次运动以 15 分钟为宜，一天内一到两次即可。

摩擦并按摩颈部：双手摩擦发热后，按摩颈部两侧，以皮肤发热发红为宜。然后双手十指交叉置于后脑，左右来回擦至发热。可以配合一些转头活动。头前俯时脖子尽量前伸，左右旋转时幅度不宜过大，做 30 个循环即可。

运动肩部：双手放在两侧肩部，掌心向下，两肩先由后向前旋转 10 次，再由前向后旋转 10 次，接下来做双肩上提、放下的反复运动，每次耸肩尽量使肌肉有紧迫感，放松时也要尽量使肌肉松弛。

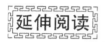

中老年人脑中风急救要点

中老年人平时血压过高或偏低,会突然出现表情呆滞、口眼歪斜、呼吸急促、口吐白沫、瞳孔变小或不等大、意识障碍、语言不清、四肢活动受限、大小便失禁等症状,这时首先应该想到的是脑中风。

面对这种状况时,需要的是沉着、冷静,千万别慌张。不要随意搬动病人,尤其是头部不能轻易晃动。应让病人保持平卧位,以头部与床面夹角呈30度为宜。

迅速解开衣领,松缓腰带。也可让病人侧卧位,防止呕吐物或异物误入气管。若有假牙,应立即取出。

保持室内空气新鲜,注意病人的保暖,不要滥用药物或给予不当的针刺,尽快送医院或请专科医生就地抢救。

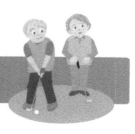

小贴士:多运动左肢来锻炼右脑的功能可增强血管的韧性,促进左右半脑的均衡发展,预防脑中风。

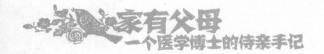

常练练手的握力，延年又益寿

平时我和妻子去上班了，母亲就常帮我们去小区附近的菜市场买菜，有时候菜买稍多一点，母亲要走走歇歇才能把菜提回来。我和妻子怕母亲过于劳累，提议还是我们下班回来顺便去菜市场把菜买回来。母亲疑惑，年轻的时候，手劲特别足，怎么老了，手劲也变小了。

侍亲心得

确实，随着年龄的增大，老人的手劲也会变小。我们平常说一个人体质太弱时，常会用"手无缚鸡之力"来形容；而人们印象中，似乎手劲小的人也多半身体不够强壮。一项医学调查的结果表明，比起手无缚鸡之力的人，握力大者更容易长寿。

握力与其他肌肉力量一样会用进废退，需要练习才能提高。建议身体条件允许的老人做做俯卧撑、引体向上等，但要注意安全，量力而行。

由于大脑支配手的区域，要比支配脚或者其他部位的大很多，所以，日常生活中，加强手指灵活性的锻炼，也可以增强握力，如学学拉丁舞或练习太极拳等。此外，练手劲时不建议单纯练手，前臂力量的训练也很重要。如果在练习中发现左右两手的握力差距太大，远超过2公斤，应引起注意，这可能是某些疾病的反映。

我给父母推荐了几个小方法来锻炼握力。没有工具在手边时，可以收腹、挺胸拔背、收颌站立；一只手使劲握拳，另一手五指张开，然后使劲包住握拳的那只手。这些都是可以锻炼握力的方法。

我们还可以借助小工具来进行锻炼，如把扫把或拖把竖在自己手心，并用五指捏紧，让它始终保持垂直；握杯子、捏矿泉水瓶；捏核桃，把两个核桃放在手心里揉来揉去，既能提高手指的灵活性，又能提高握力。另外，练习书法，尤其是毛笔书法，也能增加握力。

这些小方法简单易行，长期坚持下来，父母的握力确实提升了不少。

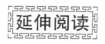

延伸阅读

老年人做"模仿运动"延缓手臂衰老

下面这几个模仿动作能有效延缓手臂的衰老：

模仿转脚蹬：平躺仰卧，手臂向上伸直，好像用手去转动单车的脚踏一样，可做 1~2 分钟。

模仿飞翔：站立，两臂伸向两旁，好像鸟拍翼似的慢慢挥动手臂，宜做 1~2 分钟。

模仿打沙包：想象前面有一个沙包，用拳头击过去，或是与一个假想的对手打拳，可做 10~20 次。

模仿抛球：拿一个球抛向空中，落下时接住，或者让球弹在地上、墙上而接。如果没有球，亦可做抛球的手势，每臂做 10 次，稍稍休息后，再做 10 次。

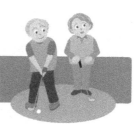

小贴士：日常生活中，加强手指灵活性的锻炼，也可以增强握力，如学学拉丁舞或练习太极拳等。

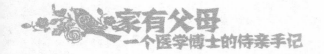

简易可行的全身保健操

岳母特别爱赶运动潮流,流行跳舞的时候,岳母是跳舞爱好者;流行倒走的时候,岳母是倒走的追捧者;流行健美操的时候,岳母又潜心学习起健美操来……这让妻子和我对老人的热情和精力非常佩服。可是运动潮流变得太快,有没有一套运动能起到全盘的功效呢?

侍亲心得

确实,人到老年,各类毛病不断找上门。这种毛病治好了,另一种毛病又来了。比如说胳膊痛才缓解,下次可能颈椎就有毛病了。运动有防治疾病的作用,但单一的运动并不能起到全盘的功效,必须要全局考虑,各个击破。在这里我给大家推荐一套综合保健操,让你毛病一扫光。

颈椎操:一是抬头低头。抬头时目视上,低头时向下看,各做 50 次。二是左右摇头。先逆时针方向头向左转绕圈 50 次,再顺时针方向头向右转绕圈 50 次。三是叉腰转肩。先朝左转肩,右手叉腰,头朝左,用左手牵动左肩向前划圈 50 次;反之向后做 50 次。后朝右转肩,左手叉腰,头朝右,用右手牵动右肩向前划圈 50 次;反之向后做 50 次。最后左右耸肩各 20 次。

按摩操:一是摩耳。双手搓热,由上向下,用手掌摩擦外耳壳 100 次,再用拇指和食指捏住耳轮从上到下按摩 100 次,继而捏住双耳轮晃动 100 次。摩耳操可促进头部血液流畅,对偏头痛有一定疗效。二是熨目。先闭目,两手掌快速摩擦,使之发烫,再迅速将手掌按抚于双眼眶上,如此反复数次,可通经活络,改善眼部血液循环。三是擦脸。先将双掌搓热,然后从下而上擦脸 50 次(不宜从上而下搓擦,以防止面部肌肉下垂)。擦脸可保持面部气血流畅,增强皮肤抵抗力。

拍手操:双手前拍掌、后拍掌各 50 次,拍掌时双脚小跳,这样既可活动手足穴位,又可牵动全身经络关节。

当然，运动要结合自身情况，以适宜的健身方式坚持不懈，就能收到事半功倍的效果。就像中医看病要辨证论治、因人而异，健身也是如此。不要今天听别人说跑步好就去跑步，明天听说拍手能健身又拍手，应该找到适合自己的锻炼方式。

延伸阅读

家里也能做的健身操

❶ 起床活动

早晨起床后，洗漱完毕，略带微笑，双足与肩等宽站立，上身放松，下身部分微微下蹲，足趾轻轻抓地，双目远眺。

❷ 头部活动

以头作笔尖，摇动头部写"长寿"两个字。然后令头部围绕这两个字划圆，先顺时针方向，再反方向，以上动作要缓慢些，时间约2分钟。

❸ 扩胸活动

站立姿势不变，两腿稍屈，两臂经胸前平屈向前平举（合掌指尖向前），低头含胸。再两腿伸直，两臂向后摆至侧平举（掌心向后），抬头挺胸。两腿屈伸一次，两臂胸前平屈并后振一次（拳心向下），再收回。时间约1分钟。

❹ 交叉摆掌

站立姿势不变，两手下垂，两掌交叉，掌心向腹部，然后两臂向外侧张开，张开幅度以自己适宜、自然为度，速度不求快，张开手臂之后，随即收臂，使两手掌回复成交叉，时间约1分钟。

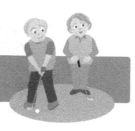

小贴士：做保健操时，高血压患者应避免低头弯腰动作。若出现头晕、乏力等不适，应休息片刻后再练。

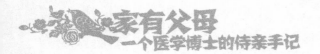
门球,竞技与趣味兼备的运动

　　父亲年轻的时候,是个运动爱好者,乒乓球、篮球、排球、足球,只要有机会都会积极参与。现在父亲退休了,年纪大了,剧烈运动做不来,乒乓球偶尔打打,更多的是参加老年人门球运动。小区就有标准的门球场,父亲是那里的活跃分子。按他的说法,既是教练,又是领队,同时还是主力队员。每天傍晚,父亲早早吃过晚饭,邀上常在一起打球的同伴玩上几场,一晃就是 10 点钟,洗过澡就睡觉,很有规律。

侍亲心得

　　门球是老年人喜爱的一项体育运动。门球既可增强全身关节的韧性、弹性和灵活性,又可预防心血管疾病的发生,特别是对神经系统的作用更为明显,能使人反应敏捷,动作迅速,且不疲劳,达到健康长寿的目的;还可通过门球场地的聚合促进同道者间的友好交往,故深受广大老年人的欢迎。老年人进行门球运动时,有些事项也要特别注意。

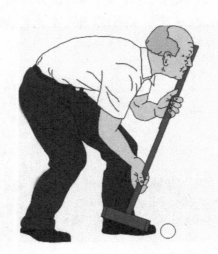

参加门球活动前应把臂、腿、腰以及相应的关节充分活动开。

运动时，动作轻松柔和，既要快步走动，运臂挥棒，又要伸臂弯腰，侧身屈膝，要情绪稳定，思想集中。击球时，还要屏住呼吸，眼到心到，按照教练员的战略部署，打好每一杆球。这种动静结合、劳逸适度、动手动脑的体育活动，是老年人进行锻炼的一个很好的项目。

运动前一小时适量进食，以保证运动时有充足的能量供应。夏天进行门球运动宜在凉爽的天气，以及一天中凉爽的早晨和傍晚时进行。运动中需要进行充足的水分补充。老年人需带好必备的避暑等药物。防止曝晒下进行运动，切忌时间太长。

打门球时最好穿带齿而不滑的鞋。对老年人来说，如果绊倒或滑倒很容易出现摔伤事故，冬季冰冻天参加户外门球活动更应小心。

门球活动的体力消耗并不大，但是一旦着迷，容易兴奋，此时老年人应注意控制自己。不应超过自己适合的步伐或活动的幅度，以免扭伤筋骨，从未打过门球的人也可以先自己练或与友人、家人同练。

老年人有充裕的时间打门球，而门球运动能使参加者长时间活动，因此，老年人应把打门球安排在作息制度中，使生活、锻炼有节奏。

老年人经常从事门球活动应有自我监督和预防意外的方法。

老年人参加门球活动，以安全适度、确保实效，能得到快乐感和满足感为健身原则。

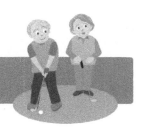

小贴士：打门球的老年人，最好选择皮面的运动鞋，因为它的承受力和牢固性都比较好。

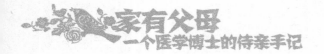

如何站如不老松

岳母向妻子反映近来常感觉腰酸背痛。确实在老年人群体中,经常遇到这样一些情况,有些老年朋友腰酸背痛,这还算是轻的,有骨折驼背,有时甚至只能卧病在床……其实这都是脊椎在作怪。

侍亲心得

脊柱是否柔韧坚强,与人生活质量高低及健康长寿与否密切相关。脊柱位于背部正中,呈链状长条形,是人体中轴,由颈椎 7 块、胸椎 12 块、腰椎 5 块以及骶骨和尾骨组成,具有保护脊髓、负重、运动躯干等重要功能。很多人都患过落枕,或者是早上醒来之后,自觉颈肩沉重不适,蜷缩或僵硬,或感到腰背极不舒服,特别是中老年人更为常见,医学上将这种现象称为脊柱退化。

如果我们能及早认识这些问题,养成预防的好习惯,就可以减少病痛的发生。我给岳母推荐了几个保持脊柱健康的运动方法。

侧卧转体:取侧卧位,下方腿伸直,上方腿屈曲,上方手叉腰。上身做前后转体活动,幅度大些为好,使腰部充分旋转,左右各 3～6 下。

仰卧推肩:取仰卧位,双臂平放床上,屈肘,双手放于胸前。头转右时,右肩用力向前推动(右肘不离床)。头转左侧,如法推动左肩,左右各 3～6 下。双手有晨僵或麻木感者可多做。有肩周炎者加耸肩、摇肩动作,并在锁骨上窝做痛点按压。

拿捏后颈:取仰卧位,一手托头后,另一手掌放在颈后部,用 2、3、4 指与掌部用力捏拿后颈。手指触及肿痛或隆突的椎关节时,可多拿捏几次。左右两侧由上而下、由下而上往复 2～3 遍,达到左右转颈均感舒适为止。

仰头摇正:取仰卧位(以右侧为例),左手托头后部,头向右转 30 度,右手掌托下颌部,右手各指指向右耳,右手向上推下颌部,使头转向左上方复正,每次 2～3 下。双手换位,用相同的方法做左侧。如有头颈单侧麻痛的,应先做健侧,后做患侧。

引身舒脊:取仰卧位,双手重叠托住后颈枕部,双下肢屈曲,足跟尽可能向臀部靠近,臀部轻微抬起离床,双下肢同时用力将双膝向下按压,足部向上蹬,使身体受牵引而下移。由于双手将头颈部稳住,因此可使颈、胸、腰椎的椎间受到牵引,使各椎间距增宽,对位良好。此法具有抗衰老和治疗脊椎病的作用。如病痛较重,可先做单腿牵引,左右侧各牵拉 2~3 次后,再行双下肢牵引,2~3 次结束。

仰卧挺胸:取仰卧位,双手重叠托后颈部,双下肢伸直自然舒适,以头、臀部做支点,将背部抬起离床(同时吸气),用力将背放回床上(同时呼气)。动作要自然,可酌情做 10~100 下。初练者每十下停一次,呼吸顺畅后继续练习。此法能提高脊柱稳定性,减少发病。

老年人要经常参加各项健身运动,特别是应加强颈肩、腰背肌肉锻炼,提高身体素质。选择枕头高矮要合适,睡觉之时,头平放在枕上,而肩部正好轻压床垫。

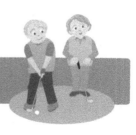

小贴士：如果老人某一鞋后跟的磨损程度总是远远超过另一只,说明脊柱不正。

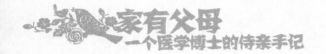

可在家里轻松完成的腿部保健

俗话说，"树老先老根，人老先老腿"。父母常常通过爬山、跑步等运动来锻炼腿部肌肉，但逢下雨下雪等天气，这些运动就没法进行了。这时，父母就常宅在家里长时间看电视。有什么好方法在家里就能轻松进行腿部锻炼呢？

侍亲心得

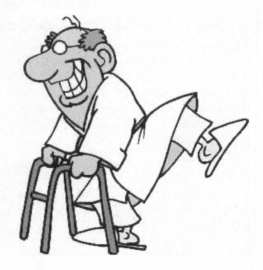

人的腿部肌肉是否结实是衡量一个人是否健康的重要标志。腿部有着许多关联身体各个部位的重要穴位，因此腿部保健显得非常重要。所以，老年人一定要保持一定量和一定强度的腿部锻炼，让腿部充满活力，预防腿部衰老。

一到中年，人衰老的速度就会逐渐加快，特别是腿表现得尤为明显。我给父母推荐了一套腿部保健操，不管外界天气如何，在家里就可轻松完成。

干洗脚：用双手紧抱一侧大腿根，稍用力从大腿根向下按摩直至足踝，再从足踝往回按摩至大腿根。用同样的方法再按摩另一条腿，重复 10～20 遍。这样可使关节灵活，腿肌力量增强，也可预防小腿静脉曲张、下肢水肿及肌肉萎缩等。

甩腿：手扶树或扶墙，先向前甩动小腿，使脚尖向前向上翘起，然后向后甩动，将脚尖用力向后，脚面绷直，腿亦伸直，两条腿轮换甩动，每次甩 80～100 下为宜，此法可防半身不遂、下肢萎缩、小腿抽筋等症。

暖足：就是每晚用热水泡脚，可使全身血液流通，有利于身心健康，同时还对心绞痛发作有一定的预防作用。

揉腿肚：以两手掌紧扶小腿，旋转揉动，每次揉动20～30次，两腿交换揉动6次。此法能疏通血脉，加强腿部力量，防止腿脚酸痛和乏力。

扭膝：两足平行靠拢，屈膝微向下蹲，双手放在膝盖上，顺时针扭动数十次，然后再逆时针扭动。此法能疏通血脉，治下肢乏力、膝关节疼痛等症。

搓脚：将两手掌搓热，然后搓两脚各100次。此法具有滋肾水、降虚火、舒肝明目等作用，还可防治高血压、眩晕、耳鸣、失眠、足部萎缩酸疼、麻木浮肿等。

蹬腿：晚上入睡前，可平躺在床上，双手紧抱后脑勺，由缓到急进行蹬腿运动，每次可达3分钟，然后再换另一条腿，反复8次。这样可使腿部血液畅通，尽快入梦。

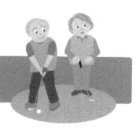

小贴士：老人适当踮脚走路，可锻炼屈肌，从经络角度看，还有利于通畅足三阴经。

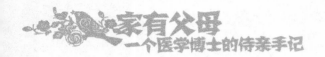
拉拉耳朵,健肾壮腰

有一些小动作,你可别小瞧它的作用,譬如拉耳朵。小区的李爷爷就有这么一个好习惯,经常拉拉耳朵。每次经过小区健身园地去上班时,都见他在晨光中拉耳朵。李爷爷80多岁了,头发花白,但依然红光满面,精神抖擞。从医学上来说,拉耳朵到底有什么效用呢?

侍亲心得

中医五行学说认为,肾主藏精,开窍于耳,医治肾脏疾病的穴位有很多在耳部。所以经常进行一些双耳锻炼,可起到健肾壮腰、养身延年的作用。于是,我给父母也推荐了一套双耳锻炼法。

1. 提拉耳垂法:双手食指放耳屏内侧后,用食指、拇指提拉耳屏、耳垂,自内向外提拉,手法由轻到重,牵拉的力量以不感疼痛为限,每次3~5分钟。此法可治头痛、头昏、神经衰弱、耳鸣等疾病。

2. 手摩耳轮法:双手握空拳,以拇、食二指沿耳轮上下来回推摩,直至耳轮充血发热。此法有健脑、强肾、聪耳、明目之功,可防治阳痿、尿频、便秘、腰腿痛、颈椎病、心慌、胸闷、头痛、头昏等病症。

3. 提拉耳尖法:用双手拇指、食指夹捏耳廓尖端,向上提揪、揉、捏、摩擦15~20次,使局部发热发红。此法有镇静、止痛、清脑明目、退热、抗过敏、养肾等功效,可防治高血压、失眠、咽喉炎和皮肤病。

4. 搓弹双耳法:两手分别轻捏双耳的耳垂,再搓摩至发红发热。然后揪住耳垂往下拉,再放手让耳垂弹回。每天两三次,每次20下。此法可促进耳朵的血液循环,有健肾壮腰之功效。

5. 双手拉耳法:左手过头顶向上牵拉右侧耳朵数十次,然后右手牵拉左耳数十次。可促进颌下腺、舌下腺的分泌,减轻喉咙疼痛,治疗慢性咽炎。

6. 双手掩耳法:两手掌掩两耳廓,手指托后脑壳,用食指压中指弹击24

下,可听到"隆隆"之声,曰击"天鼓"。此刺激可活跃肾脏,有健脑、明目、强肾之功效。

7. 全耳按摩法:双手掌心摩擦发热后,向后按摩腹面(即耳正面),再向前反折按摩背面,反复按摩5~6次。此法可疏通经络,对肾脏及全身脏器均有保健作用。

8. 双手扫耳法:以双手把耳朵由后面向前扫,这时会听到"嚓嚓"的声音。每次20下,每日数次。只要长期坚持,必能强肾健身。

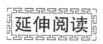

晨净三窍,益寿延年

"耳为宗脉之所聚",十二经脉皆通于耳,所以人体某一脏腑和部位发生病变时,可通过经络反映到耳廓相应点上。经常按摩耳朵能疏通经络、运行气血、调理脏腑而达到防病治病的目的。

当然,耳聪延年不是仅依靠几个简单的动作,重要的是机体的调理。清晨净三窍也是很好的机体调理方法。

一净气窍:拉耳之后,伸3次懒腰,使关节充分舒展活动,同时大打哈欠3~5次,随即起床到僻静宽敞处,伸臂踮足连续进行10次深呼吸运动,尔后哈哈大笑。总共4分钟左右。

二净神窍:立定,两眼平视,先向东远眺;然后,半闭目低头,转身再向南远眺;再进行半闭目低头,转过身向西远眺;最后,半闭目低头再转向北远眺。总共也用4分钟左右。

三净浊窍:尽可能做到每日清晨大便一次,养成习惯。大便时,最好回忆前些天最高兴、最愉快的事情,或想着今天和未来最美好的事情。这种精神和情绪的变化,有助于肠道蠕动,能使大便通畅和尽快排除。一般用3~5分钟。

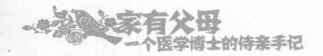

搓一搓，轻松延缓衰老

寒冷的冬天，冷风扑面而来，很多人在外面走上一遭，冷得直哆嗦，并不停地哈着气搓着手。确实，搓手不仅可以产生热量，促进血液循环，防止冻疮，经常搓还能搓出健康呢。在闲暇时，搓搓手可以使手指更加灵活自如，而且由于手部有众多的肌肉、关节，它们的运动都要受大脑的指挥和调控，所以搓手能强化手、脑的反射，大脑会越来越灵活。

侍亲心得

其实不只是搓手，搓额、搓鼻、搓耳、搓肋、搓腹、搓腰、搓足等都能起到延缓衰老的目的。我向父母推荐了下面这一套动作，经常搓搓这些地方，能有效抗衰。

1. 搓手：双手先对搓手背 50 下，然后再对搓手掌 50 下。经常搓可以促进大脑和全身的兴奋枢纽，增加双手的灵活性、柔韧性和抗寒性，还可以延缓双手的衰老。

2. 搓额：左右轮流上下搓额头 50 下。经常搓额可以清醒大脑，还可以延缓皱纹的产生。

3. 搓鼻：用双手食指搓鼻梁的两侧。经常搓鼻可以使鼻腔畅通，并可起到防治感冒和鼻炎的作用。

4. 搓耳：用手掌来回搓耳朵 50 下，通过刺激耳朵上的穴位来促进全身的健康，并可以增强听力。

5. 搓肋：先左手后右手在两肋中间"胸腺"穴位轮流各搓 50 下，经常搓胸能起到安抚心脏的作用。

6. 搓腹：先左手后右手轮流搓腹部各 50 下，可促进消化，防止积食和便秘。

7. 搓腰：左右手掌在腰部搓 50 下，可补肾壮腰和加固元气，还可以防治腰酸。

8. 搓足:先用左手搓右足底 50 下,再用右手搓左足底 50 下。足部是人的"第二心脏",经常搓足可以促进血液循环,激化和增强内分泌系统机能,加强人体的免疫和抗病能力,并可增加足部的抗寒性。

做上述"八搓"时,搓手、额和耳时的手法不要很重,而在搓鼻、肋、腹、腰和足时,手法可重些。

延伸阅读

手与身体健康

手是手三阴经脉与手三阳经脉交接之处。做好上肢和手的健康保护和卫生保健对于防病健体是非常重要的。

手能预报健康和疾病。以下情况,可能提示相关健康问题:手掌发热出汗,为甲状腺机能亢进;手掌出现红斑点,为肝炎或糖尿病;指尖苍白为血流障碍;指关节肿胀为高尿酸、痛风;手背上有白色丘疹为胆固醇过高;手上出现红线为高血压、风湿病或心脏病。

按摩手的不同部位,对身心有益:按摩手心有助于改善心肺血液循环和防止动脉硬化;揉搓大拇指可兴奋神经功能,维持体液酸碱平衡,治疗肝脏疾病;揉搓食指可以调节消化系统功能,健脾胃、疏肝利胆,治疗肺脏疾患;按摩中指可以预防心脑血管疾患,治疗心脏病;按摩无名指能调节神经系统功能,提高灵敏性,治疗脾脏疾患和癫痫;按摩小指可以增强呼吸系统和泌尿系统功能,预防感冒及治疗其他感染疾患和肾脏疾患;按摩大小鱼际能预防便秘、腹泻和痔疮。

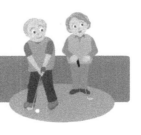

小贴士:老人经常搓搓脸,可加快眼周的血液循环,缓解视力疲劳。

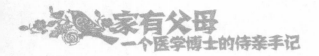

小部位，大有讲究

很多人提起锻炼，以为就是活动活动肢体，舒展舒展筋骨，其实身体的小器官也可以锻炼。这还不用依赖室外的健身器材，只需做做操即可，健身效果明显，还可延年益寿。母亲有时嫌小区的健身园地太吵太闹，不愿去参加锻炼。于是我建议她不去外面锻炼的时候，尽可能在家里锻炼锻炼身体的小器官。母亲特别疑惑，身体小器官也可以进行锻炼吗？

侍亲心得

与其他运动不同，锻炼身体小器官更具有"人为性"特点，根据需要人为地创造动作来进行练习。身体姿势、动作方向、动作路线、动作频率、动作速度和动作节奏可以根据自身特点来进行调节。它尤其适合体质较虚弱的老年朋友，但对于身体受限的中老年人，不可勉强锻炼，否则反而会引发疾病。下面告诉大家一套锻炼身体小器官的健身操。

舌头操：伸舌运动——静坐且眼睛半闭，稍微张开嘴，尽量伸出舌头然后缩回，反复做 10～20 次，能利用五脏养颜面；"蛇吐芯"运动——把舌体伸出后向左右来回摆动 10～20 次，动作有点像蛇吐芯子；舌根运动——舌头顺时针、逆时针分别搅拌 10～20 次：这几个练习能够显著锻炼咽腔肌肉，长期坚持对打鼾也有一定疗效。

脖颈操：其要领是把两只胳膊横置在桌上，然后把前额靠在胳膊上方，以前额部分用力按压手。脖颈操不但能锻炼脖子的肌肉，而且能驱走睡意，是一举两得的好方法。

喉操：颈部向前探，双手置于头后部向下按压，然后颈部向后弯曲，把下颌往后推。喉操可以促进咽喉部位的甲状腺分泌。

胃肠操：平躺后，打开双手和双脚，呈"大"字形，再缓缓抬起上半身，共做 10 次。类似于仰卧起坐，可以改善消化功能。

健肺操:立正姿势,双手掌心向后,尽量弯腰俯身触脚3次,反复做10次。能提高免疫力。

健心操:站立,左手轻握右手背,置于胸前,然后两臂贴胸左右移动,来回10次。能改善心脏功能。

健肾操:站立,双手握拳紧抵左右后腰部,身体向两侧摇摆30次。能减轻腰酸、尿频等症状。

延伸阅读

老人多蹲少坐能锻炼身体内脏器官

❶ 借物蹲

练习者用自己的背部、腰骶部依靠在墙上,或是手握着栏杆,借以分解身体重量,使下蹲练习变得可轻易进行,从而蹲得深、蹲得久。练习时间可以从开始的1分钟逐渐延长到5分钟。

❷ 踮蹲

练习者两只脚的前脚掌着地,脚后跟抬起离开地面。双膝弯曲,躯干下沉,大腿紧紧压在小腿上。踮蹲有一定的难度,初次练习时不要太勉强,时间控制在30秒到1分钟即可。

❸ 跟蹲

跟蹲与踮蹲正好相反,即脚跟落地,同时足弓部分也可以着地,前脚掌悬空,即脚底的后2/3部分接触地面。由于前脚掌悬空,身体重心向后偏移,把握不好,易向后倒,因此初次练习时要注重安全,时间控制在30秒到1分钟即可。

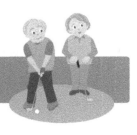

小贴士:在日常生活中,老年人应多蹲少坐,此举能锻炼身体内脏脏器。

113

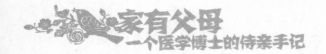

最简易的减肥方案

现代社会,由于人们生活水平的提高和物质水平的飞速发展,肥胖已经成为一个全民关注的问题。除了儿童肥胖群体日益扩大外,老年肥胖者数量的增多也不容小觑。岳母的姐姐就有这方面的烦恼。姨妈体态丰腴,这些年家庭和美、衣食无忧,与脸上的笑容越来越多成正比的,是体重的不断增长。老人家现在没走多远就气喘吁吁,更别说爬楼跑步了。不堪每日为肥胖所累,姨妈来向我"求助"了。

侍亲心得

对于发胖的老年人来说,坚持健身锻炼是非常必要的,不仅可以祛脂减肥,还可以提高心血管系统机能。对于老年人运动减肥,应该遵循循序渐进的训练方式。因此我介绍了一套大众化的老年人运动减肥方案给姨妈。

1. 初级阶段

早晨起床后到户外跳大秧歌或跳中老年健身迪斯科,具体做法如下:

(1) 随集体扭大秧歌,跳 20～30 分钟。

(2) 大步走(慢速)600～1000 米到公园。

(3) 放松走 600～1000 米回家。

以上训练,运动量因人而异,以每分钟脉搏 =220- 年龄 × 0.7 为好。

2. 中级阶段

(1) 减肥垫上形体练习应完成仰卧起坐 3 组(50～60)次,跪撑后踢腿(50～60)次。

(2) 放松舞蹈练习,做 5～10 分钟。

(3) 多种跳跃练习(包括原地抱腹跳、垂直跳等),做 2 组,每组轻跳 200～300 次左右。脉搏控制在 20～22 次/10 秒。

(4) 中老年健美迪斯科,跳 20 分钟。

3. 高级阶段

(1) 多种跳跃练习 600～1000 次,分多组轻跳。脉搏控制在 24～25 次 /10 秒。

(2) 中老年健美操做 2～3 套,约做 30 分钟。

(3) 快步走 600～1000 米到公园。

(4) 持小哑铃做上臂绕环、前臂绕环、侧平举,持铃下蹲起,约做 40 分钟。

延伸阅读

中老年人瘦身五大注意事项

❶ 老年人的体重不一定要求达到标准体重,一般不超过 20% 以上就可以,不能硬性来减低体重。

❷ 老年人的膳食应多考虑蛋白质的供给。每日膳食应包含牛奶、鸡蛋、豆制品、海产品等多种营养食物。

❸ 适量运动对身体各器官都有益,并有助减肥。如做些家务、散步、适宜的体育活动等。但应避免剧烈运动,以免发生意外。

❹ 老年人大多数患有大便秘结,选择食物纤维多的食品非常重要。大便通畅才能起到清扫体内毒素,减少疾病的作用。

❺ 老年人应当有乐观情绪,享有一个幸福和睦温馨的家庭。如果老年人常受儿女、家庭各方面的矛盾困扰,影响生活情绪,势必影响健康。

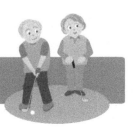

小贴士:老年人在运动减肥的过程中要注意营养合量,多食易消化、高蛋白、高维生素、少脂肪的食物。

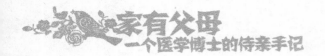

巧治肩周炎

　　母亲由于年轻时过度劳累,患上了肩周炎的毛病。最近老人家肩周炎又发作了,手臂竟疼得不能抬举。我要带她去医院,她说老毛病不需要去。于是我教了母亲几招在家缓解肩周炎的方法,母亲连续做了几天,疼痛缓解了许多。

侍亲心得

　　第一个方法是吊腕法。在肩周炎疼痛剧烈时,用三角巾将患侧前臂悬吊起来,使患侧肩关节保持自然下垂,肘关节屈曲,腕关节处于自然位置,以限制患侧上肢的活动,待疼痛减轻后解除三角巾。

　　第二个是冰镇法。利用市场上出售的冰袋,或塑料袋装入冰块和适量盐水,也可利用冰箱里的冰冻物品,放置在患侧肩关节疼痛部位,大约十分钟左右,可以明显减轻疼痛。

　　其实,肩周炎是一种慢性炎症,最主要的还是防治。

　　肩周炎的防治措施之一:注意防寒保暖

　　肩部受凉是犯上肩周炎的常见原因。由于寒冷湿气侵袭机体,可引起肌肉组织和小血管收缩,组织代谢减慢,从而产生较多的代谢产物,使肌肉组织受刺激而发生痉挛,久则引起肌细胞的纤维样变性、肌肉收缩功能障碍而引发各种症状。因此,在日常生活中注意防寒保暖,特别是避免肩部受凉,对于预防肩周炎十分重要。

　　肩周炎的防治措施之二:加强功能锻炼

　　肩周炎的锻炼非常关键,要注重关节的运动,可经常打太极拳或在家里进行双臂悬吊,使用拉力器、哑铃运动或双手摆动。但要注意运动量,以免造成肩关节及其周围软组织的损伤。

　　肩周炎的防治措施之三:注意相关疾病

　　有些患者的肩周炎是由其他疾病引发的,如糖尿病、颈椎病、肩部和上肢损伤、胸部外科手术以及神经系统疾病,患有上述疾病的老年人要密切观察是否产生肩部疼痛症状、关节活动范围是否减小,并应进行肩关节的主动运动和被动运动,以保持肩关节的活动度。

肩周炎的防治措施之四:对健侧肩积极预防

对于已经发生肩周炎的患者,除了要积极治疗患侧外,还应同时预防健侧发病。有研究表明,有40%的肩周炎患者患病5~7年后健侧也会发生肩周炎。所以,健侧也应采取有针对性的预防措施。

延伸阅读

肩关节功能锻炼小妙招

❶ 画圈

练习者弯腰90度,两上肢自然下垂,交替作顺时针和逆时针方向的画圈动作,范围逐渐加大。

❷ 摸墙

将患侧靠墙站立,患肢上举,用手指逐渐向上摸,直至疼痛难以忍受不能继续向上为止。同时记录高度,争取每日有所进步。

❸ 展翅

练习者双腿站立,双手扶项部,双肘尽量向后运动,重复活动如鸟展翅。

上述动作每日练习2~3次,每次15分钟左右。练习过程中难免疼痛,一定要有毅力,坚持下来。当症状有所改善,即可慢慢恢复梳头、洗澡擦背等肩关节活动范围较大的日常生活动作。

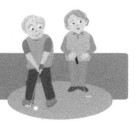

小贴士:老年人散步时可以选择"钟摆式"摆臂方式,坚持一段时间,可以改善肩周炎等慢性病。

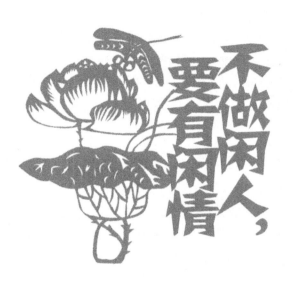

不做闲人，要有闲情

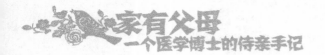

旅游常备哪些药

阳春三月，春光明媚、春暖花开，正是郊游外出的好时节。想着父母在家也蛰伏了一个冬天，就和妻子商量，帮老两口报个旅游团，让他们也出去呼吸呼吸新鲜空气，领略一下美好风景，活动活动筋骨。

出发的前夜，老两口兴奋异常，商量着带这带那。看着他们那忙碌的身影和毫无头绪的样子，我和妻子也加入了帮他们收拾的阵营。

由于父母都有慢性疾病，怎样让他们既玩得高兴，又保证按时服药呢？我在他们要携带哪些药品上下了一番工夫。

侍亲心得

尽管父母就是在省内旅游，我也给他们准备了一个小药包。根据他们的具体身体情况，把带的药品分了几类。

1. 每日必服药。因为父亲是冠心病患者，母亲有高血压，因此，在小药包最显眼的地方，放上他们每天必服的药丸。为了防止他们忘记，还列了个服药清单。

2. 晕车药。母亲不习惯坐长途车，因此防晕车药也是必不可少的。

3. 日常药品。出门在外，气候、水土或生活习惯总会有所改变，容易引起便秘、腹泻或感冒，因此，我也给父母备上了感冒药、消炎抗菌药等。

4. 不时之需药。由于父母这次是住在风景区，因此我特意帮他们带上了防蚊虫叮咬的药品和驱虫剂，以备不时之需。

老年人外出旅游，一定要记得按自己的病情带日常服用的药物，按时服用，防止病情加重或旧病复发。另外，还应根据所要去的地区的特点，找有关医生咨询并准备一些有针对性的必备药品。

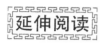
延伸阅读

除了必备的药品,老年人旅行出游还应该带些什么呢?我们来列个清单。

❶ 适当的衣物

春季旅游,天气变化多、温差大,俗话说:"春天好似孩儿脸,一日变三变。"早晚的气温更是悬殊较大。因此,老人出游,必须多带些轻便、保暖的衣服,便于随时增减和替换。另外,还要准备一双合脚、松软、透气的鞋,保证旅游行走时舒服、顺利。

❷ 个人卫生用品

虽然宾馆会提供一些个人洗漱用品,但对于有可能刺破皮肤或黏膜的个人卫生用品,如牙刷、刮脸刀、指甲刀等,最好还是使用个人专用的,不要使用公用品。对于沐浴露、洗发水、牙膏等,现在都有旅行装购买,方便携带。洗脸、沐浴用的毛巾等,最好也自己携带,方便又卫生。如果去的是热带地区或日照强烈的地区,别忘带上防晒霜和太阳镜。

❸ 通讯用品

老人出门在外,总怕发生意外,例如迷路、跌倒、走散等。因此,一定要给他们配上易携带又易操作的电话。提前把导游、同行熟人和儿女的号码输入其中,告诉老人发生意外时第一时间拨打这些号码。

小贴士:每年4~6月及10~12月是老年人出游的黄金时间,此时气候适宜,老年人不容易生病。

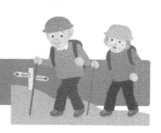

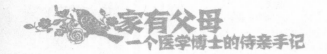

兴奋失眠怎么办

父母终于准备齐全出发了。我和妻子也随时关注他们的动态。第二天晚上，已经12点多了，突然接到他们的电话，顿时把我们吓坏了，生怕出了什么意外。结果却让人有点哭笑不得：原来老两口白天游山看水玩得很 high，晚上回到旅馆又商量着明天的行程，越说越兴奋，竟然失眠睡不着觉，打电话来找我这个医学博士"求助"。

这可是个不小的问题，本来在外休息质量就会打一部分折扣，如果再加上失眠的话，不但会影响到第二天的游览计划，还会造成神经衰弱，我和妻子赶紧给老人支招。

侍亲心得

首先让他们洗个温水澡。晚上用温水洗澡可使劳累的肌肉和神经放松。因为泡澡可以提高人身体内部的温度，此后，体温慢慢下降，这可以带来更深度的睡眠。

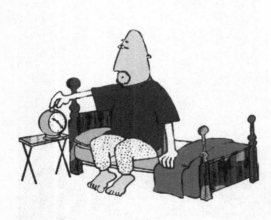

然后让他们泡个热水脚。泡热水脚好处甚多。中医认为，双脚上有60余个穴位，均与全身器官有相应的关系。晚上睡前用热水泡脚，可促使气血畅通、滋补元气、延缓衰老、促进睡眠。

再让父亲在睡前喝杯温牛奶，因为母亲不喜欢牛奶的腥味儿，就让她喝一杯蜂蜜水。牛奶中含有一种使人产生疲倦感的生化物质色氨酸，易失眠的人临睡前喝一杯热牛奶,往往可以很快入睡。牛奶的催眠作用是逐渐加强的,往往令后半夜睡得更香甜。晚上临睡前喝一杯蜂蜜水,更有治疗失眠、促进睡眠的作用,因为蜂蜜可以调整神经,使神经兴奋度降低,从而加快睡眠。

延伸阅读

治疗失眠小秘方

❶ 避免过度紧张

旅游时,不宜把行程安排过紧,紧张容易在夜间失眠。正确的做法是自我放松,临睡前喝一杯稀释的醋。

❷ 保持睡眠环境的舒适

出游也应维持原先上床睡觉的时间,并保持平时睡觉方向。

按摩疲劳的四肢及足底的涌泉穴和头部、颈项部的一些穴位,能起到意想不到的催眠作用。

❸ 服用镇定药

如果上述办法都不足以使你入睡,可以服用舒乐安定、枣仁丸,一般在临睡前服一粒即可。

❹ 安排安静卧房

尽量使卧房隔离噪音,而且养成关灯睡觉的习惯。

❺ 使睡床单纯化

养成睡床只供睡眠用的习惯;不在床上看书,不在床上打电话,不在床上看电视。因为在床上进行其他活动时,常常破坏了自己定时睡眠的习惯。

❻ 睡前饮食适度

睡前如有需要,可适度进食牛奶、面包、饼干之类食物,这些有助于睡眠。过饱对睡眠不利,而咖啡、可乐、茶等带有刺激性的饮料,不利于睡眠。

❼ 饮酒不利睡眠

不少人对酒产生误解,误认为饮酒有助于睡眠。固然,酒后容易入睡,但因酒所诱导的睡眠不易持久,酒气一消,容易清醒,醒后就很难入睡,而且酗酒者容易导致更严重的窒息性失眠。

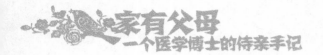
老年登山要量力而行

又到农历九月九,重阳登高是中国人的一大习俗。对于这个老年人的节日,周围的老年人都很是看重。特别是邻居张大爷,早早就准备好了装备,想在登山那天一展身手,一马当先登上顶峰。

登山当天一大早,张大爷就准备出发了。早晨有大雾,我们劝他等太阳出来、温度升高点再开始上山。老人家情绪高涨,怎么都不听劝,兴致昂扬地马上出发。结果乐极生悲,刚爬没多久,张大爷就突发心绞痛,幸亏家人发现及时,把老人家马上送往医院,才避免了悲剧的发生。

侍亲心得

张大爷之所以会突然诱发心绞痛,跟他没有注意登山时间有很大的关系。重阳时节,已是秋天,一日之间气温变化很大。早晨是一天中气温最低的时候,室内外温差很大,一大早就往山上爬,会猛地受到冷空气的刺激,容易发生血管痉挛,诱发心绞痛或心梗。

况且,大雾天气,张大爷没等太阳出来就上山,对呼吸很不利。因为早晨空气中水分大,污染物都弥散在水气中,人呼吸后很容易有呼吸不畅的感受。

此外,对于老人来说,在爬山过程中千万不要有逞强好胜的心理。登山之前要热身。在登山前要用10～20分钟做一些肌肉伸展运动,这样能尽量放松全身肌肉,登山时会觉得轻松许多。爬山过程中,当感

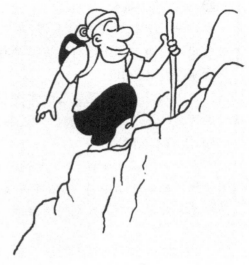

觉心跳有些快时,要减慢爬山速度,同时做深呼吸,等到心跳恢复正常再继续。

在节假日、周末,儿女也可以带上孩子,陪父母去郊外爬爬山、看看风景,在呼吸新鲜空气、锻炼身体、放松心情之余,一家人还可以促进沟通、加深感情,尽享天伦之乐。

延伸阅读

老年人下山、休息时的注意事项

❶ 下山时要放松。下山时应挺胸、轻步、不甩手,这样有利于稳定重心,保持良好的身体平衡。

❷ 下山时不要走得太快,否则会使膝盖和腿部肌肉承受过重的张力,易使膝关节受伤或导致肌肉拉伤。

❸ 爬山途中休息应长短结合,短多长少。短休息时间控制在 10 分钟以内,以站着休息为主。长时间休息可在 20 分钟以内,但不要马上坐下,应站一会儿再坐下休息。

❹ 休息时不要坐在潮湿的地上或风口处,出汗时可稍松衣领,不要脱衣摘帽,以防伤风受寒。进餐时应在背风处,先休息一会儿再进餐。

❺ 对于体弱者和老人,走半小时最好休息 10 分钟,避免过度疲劳。

❻ 每次休息时,都要按摩腰腿部肌肉,防止肌肉僵硬。

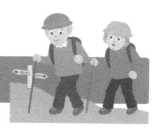

小贴士:老年人在锻炼前应适当进食一些食物,以补充身体水分,增加体内热量,增进血液循环。

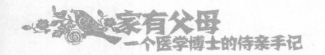

老年人养花草须知

　　家里有个不小的阳台,日子久了,里面堆了不少杂物,我和妻子平时工作忙,一直懒得收拾,既影响美观,又没有把空间利用起来,觉得很是可惜。父母退休在家,平时闲着也不知干啥好,想着父亲平时也喜欢逛逛花鸟市场,就鼓励他"开发"我们家的小阳台,顺便也可以培养下兴趣爱好。昨天,他兴冲冲地从市场上搬回来一大盆水仙花和好几株马蹄莲、万年青。但我还是忍不住给他"泼了瓢冷水":对于老年人来说,这些花草是不适合种植的。父亲很是诧异,花草这东西,还得分人来养吗?

侍亲心得

　　我向老人家详细解释了其中的原因:种花种草虽然可以使老人适度锻炼身体,修养身心,但也得十分留心,因为有些看似无害的植物是"只可远观不可亵玩"的,要小心一些植物对老人们的危害。

　　首先说水仙花。它因多在春节前后开花,故很多老人喜欢在冬季种植。其实水仙全身都有毒,它主要含石蒜碱、秋水仙碱等。水仙花鳞茎内含拉克丁,毒性很大,误食后会引起肠炎、呕吐、下痢,严重的会产生痉挛、麻痹;它的叶子和花能使人皮肤红肿过敏,因此,养植时要格外注意。

　　马蹄莲是常见的盆花,它的叶子里含有天门冬素等有毒物质,与人体皮肤接触可引起皮炎、瘙痒。万年青叶片所含成分及对人的伤害作用与马蹄莲相同。

　　除了这些外,我还告诉父亲,像含羞草,虽然其性"羞涩",招人喜欢,但它体内有一种羞草素,若长期接触可引起头发、眉毛脱落。而丁香牡丹(又名玉丁香),其香味沉郁芬芳,但其中含有毒素,若长时间吸入这种香味,可使人精神萎靡,气喘乏力。

　　以上列举的仅是对人体有伤害的花卉的一部分,据统计,能对人造成伤害的花卉有100多种。养花种草本是件惬意的事情,但如果不了解其属性,不掌握科学的方法,也可能适得其反。所以,老年人养花一定要有所选择。

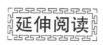

延伸阅读

适合老年人养的花草

古有"寿者乐花"的谚语。老年人在居室周围种植一些树木花草,既能充实生活内容、绿化环境,花的香气还能起到灭菌、净化空气的作用。同时,鲜花释放的芳香,通过人的嗅觉神经传入大脑后,令人气顺意畅、血脉调和、怡然自得。老人还可以通过种植花草增加生活气息、培养情趣,真可谓一举多得。其实,有些花草还有令人意想不到的治疗功效。

金银花、小菊花:它们都可冲花泡饮,有消热解毒、降压清脑、平肝明目的作用,特别适合患有高血压、排尿不畅的老年人种植。另外,这两种花还可填装在枕头内当枕芯儿。

百合花:它花气清香,茎与花朵既可以食用,也能入药,有镇咳润肺之功效,适合患有肺结核的老人种植。

茉莉:是许多老人比较喜欢养的花卉。它香味清新,不仅可以用来泡茶,还可以治疗感冒、肠炎等。

小贴士:有哮喘的老人不适合养花。因为如果受到花粉刺激,很容易引起哮喘复发。

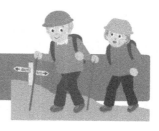

127

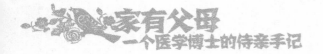
新来的家庭成员

　　父母退休后，每天呆在家里的时间骤然增多，而我们做儿女的，白天要上班，基本上与老人没什么交流；周末的时候，老人可以和家里的孩子逗乐嬉戏，但平时，孩子们也上学去了，老两口又不喜欢到处串门，娱乐活动也有限，在家很是寂寞。因此，我提议给父母买只宠物狗，丰富他们的晚年生活。

　　但到底养哪种类型的狗狗好呢？家人意见不一。儿子想养高大威猛的牧羊犬，妻子喜欢气质优雅的贵宾犬，父母则比较喜欢小巧听话又好养的狗。最终，我买了一条吉娃娃给父母。

　　家里自从来了这个新成员，父母就围着这个小家伙团团转，生活顿时忙碌许多。每天，他们都像照料孩子一样，教小狗问好、作揖，并且早晚为它各洗一次澡，傍晚还带它四处溜达。而这个淘气的小家伙，也确实给家里带来很多欢乐。它调皮可爱，再加上懂的礼数又多，谁逗谁乐，人见人爱，老人从中既打发了闲暇时间，又得到了不少乐趣。

侍亲心得

　　为什么最终选吉娃娃呢？我是根据父母的性格和身体状况来选择的。

　　人们常说："适合的才是最好的。"吉娃娃体型娇小，活泼聪明，动作敏捷而且极其忠诚，十分勇敢并对主人十分忠诚。另外，它对生活环境和食物要求都不苛刻，因而比较容易饲养和管理。

　　依据父母的性格，他们比较喜欢性格随和、爱亲近人的狗。吉娃娃依赖主人，活动范围总是围绕主人身边，较听话，可以让父母

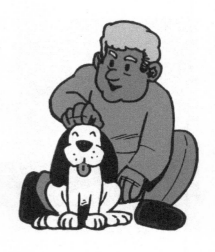

时刻感受到被关注和被需要。老人家体力精力有限,饲养这种小型犬不费力又好养。

现代都市中,养宠物已成为许多老年人退休后生活的一部分。老年人养宠物可以排遣寂寞,充实老年生活。尤其对于空巢老人来说,养宠物更是好处多多。空巢老人心理多半孤单,而宠物对空巢老人的身心健康有积极的影响。如养猫可以辅助治疗抑郁症,养鸟可以辅助治疗神经官能症,养马可以调治焦虑症,养鱼可以辅助治疗紧张型强迫综合征等。此外,老人家在饲养宠物过程中,还能交到不少志同道合的朋友;在遛猫遛狗过程中,也可以锻炼身体,真是一举多得。

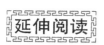 **延伸阅读**

适合老年人养的宠物

猫:老年人养的猫首先要乖,甜甜腻腻的那种最好。老人行动慢,身边总有个小家伙赖着,可以聊聊心事,心情也舒畅许多。其次选成年猫或半大猫最合适,这类猫抵抗力相对比较强,比较容易适应新环境(当然和猫的习性也有关系),不容易生病。像普通家猫、高贵的波斯猫、安静的俄罗斯蓝猫、性情温柔的苏格兰折耳猫都是不错的选择。

鸟:侍弄小鸟是个细活儿,每天得小心翼翼地给小鸟弄食、弄水,老人从中活动了筋骨,陶冶了情趣;从养生角度看,老人获益甚多,不但能改善老人孤独的心境,同时对老人性格的改变也有益。可以选一些容易饲养的鸟,如虎皮鹦鹉、珍珠鸟、芙蓉鸟、黄雀、鹦鹉等,这些鸟姿态优美,鸣声动听,饲养方便。

鱼:养鱼可以使老年人消除疲劳、烦恼和孤独感,创造一种宽松、有序、乐观的生活环境,充实老年人的生活,有利于老年人的身心健康。老年朋友可以养一些寓意祥和的鱼,例如锦鲤、金鱼、七彩神仙鱼和热带鱼等。这一类鱼既相对容易养,又可以使家里充满平静的气息,同时还带有吉利兴旺的意味。

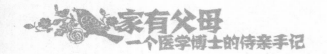

泡温泉益处多

　　寒冷而漫长的冬季不是患有慢性疾病的父母喜欢的季节,阴冷潮湿的气候让他们的呼吸道、关节不舒服。了解到冬季泡温泉好处多多,我向父母推荐了个温泉度假地,让他们去泡了次温泉。他们泡温泉回来,不停夸温泉的好处和他们泡得有多么舒服。楼上的李阿姨听了,也心痒痒的,赶紧也去体验了一把。不过,她回来后,却出现了皮肤瘙痒、干燥、掉皮的症状,很是难受。同样是泡温泉,为什么会有两种截然不同的反应呢? 原来李阿姨觉得泡温泉票价不便宜,泡着也挺舒服,就比别人都多泡了一段时间。她的那些不良症状,原来是由于泡温泉时间过长导致的。

侍亲心得

　　泡温泉是很好的养生方式,温泉中含有很多对人体有益的矿物质。很多中老年人都患有胃炎、支气管炎、关节炎等慢性病,冬季可以通过泡温泉来调理、治疗这些病。另外,泡温泉对消除身体疲劳、促进血液循环、舒筋活络等大有益处。

　　冬天是最适合泡温泉的季节,而秋季和春季也是泡温泉的好时节,秋末泡温泉可以增强免疫力,初春可以防止干燥。

　　泡温泉虽然对健康有好处,但是凡事都要有个度。如果泡温泉时间过长或次数过频,就容易导致皮肤瘙痒、干燥、掉皮等症状。而且,温泉水温普遍较高,而超过32℃的水就可能对人体皮肤产生损害,加之一些温泉中所含的碱性等刺激性物质较多,这些都可能会刺激和破坏皮肤的自我保护功能,使冬季皮肤疾病更易发生。除了减少泡温泉次数,人们在泡温泉时还可以多选择含硫质较多的泉水,因为硫对肌肤可以起到较好的润滑、滋养作用。

　　不同的温泉,泡起来会有不同的效果。例如具有臭鸡蛋味,能够止痒、排毒的硫磺泉;水温比较低,能够促进血液循环、改善心脏及血管功能的碳酸盐泉;可以改善皮肤组织的食盐泉;对皮肤有滋润、漂白及软化皮肤角质层的碳酸氢钠泉;无色无味,能够促进血液循环、减轻疼痛的单纯泉。

对于老年人来说,碳酸泉对高血压、心脏病、风湿症、关节炎及手脚冰冷等有改善作用,但不适合有肾脏病及肠胃不好的人;食盐泉对手脚冰冷、贫血、糖尿病及过敏性支气管炎等有改善作用,但不适合有肺结核及高血压的人;单纯泉比较温和,很适合年纪大的人泡,这种温泉对中风、神经痛等有很好的功能。

延伸阅读

老年人泡温泉的注意事项

❶ 饭前30分钟和饭后一小时内不可泡温泉。因为温泉的热度会刺激血液不断往皮肤表面集中,抑制消化系统的运作和食欲中枢。

❷ 酒后或饮酒过量不可泡。因为温泉的温热作用会使得心跳加速,血压升高,心脏负荷过重,站立时大脑的血液较少,易引发头晕摔倒意外。

❸ 患以下症状的老年人不能泡温泉:有传染性疾病、高血压、心脏病、恶性肿瘤、血友病、肾脏病、耳膜破洞患者,大小便失禁、癫痫患者,皮肤敏感变差、感觉障碍患者。

❹ 泡浴时如果有任何不舒服,譬如头晕、心跳过快、呼吸困难或反胃现象,要立刻离开温泉池。

❺ 不要单独泡,最好找个伴。

❻ 不要贸然跳入温泉池。要先淋低温水,让身体习惯水温。

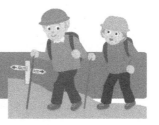

小贴士:泡完温泉后再蒸桑拿,身上有益的矿物质就容易随着汗液排出,还可能导致口干、头晕。

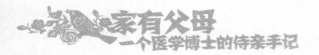
舞动夕阳红

母亲的性格算是比较文静内秀的,大半辈子不喜欢抛头露面,退休后,更是不大出门,呆在家里的时间占了绝大多数:做家务、带孙子、看电视,真正属于自己的娱乐时间很少。我们都想着让她有一两个兴趣爱好,丰富晚年生活。

一天,母亲几十年未见的姐妹王阿姨来我家探望。说起这个王阿姨,印象中是个非常开朗爱美的人,时隔多年见到,她让我们大吃了一惊。虽然和母亲同年,但她看上去比母亲年轻许多,整个人神采奕奕、春风满面。我们一边夸她保养得好,一边向她讨教心得。原来让王阿姨保持年轻的秘诀是跳舞。说起中老年跳舞的好处,王阿姨滔滔不绝:"我今年都 63 岁了,长年的舞蹈练习让我一直保持年轻的心态。"

侍亲心得

舞蹈是一门高雅的艺术,也是中老年人比较适合的一种锻炼方式,老年人跳舞是十分有益的。

看到母亲也有些心动,我趁热打铁告诉母亲跳舞的诸多好处:跳舞是一项有氧运动,有利于身体健康。只要坚持,身体会越跳越健康。跳舞还可以愉悦身心,缓解精神压力,避免患老年抑郁症和老年痴呆症。舞场上的音乐会让人放松紧张情绪,大家一起跳舞的氛围也会让人快乐,忘掉一切烦恼。此外,常言说,人老腿先老。跳舞是一种很好的腿部锻炼,

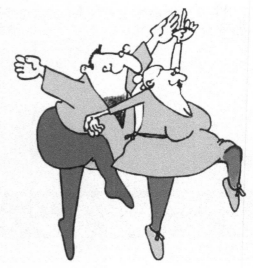

常跳舞,不仅走路轻盈不费劲,还可以减缓衰老速度。常跳舞还有助于保持身材,重新塑造中老年人形体。常跳舞之后,自然而然就会少打牌、睡懒觉等,顺带可以改掉很多坏毛病。

听到我说跳舞有这么多优点,加上全家人的鼓励,母亲也加入了跳舞的行列,现在每天都春风满面地在城市广场和众多阿姨翩翩起舞呢。

延伸阅读

老年人跳舞的注意事项

❶ 不要饱腹跳舞

老年人消化机能差,饱腹跳舞会影响消化功能,导致胃肠道疾病的发生。

❷ 不要酒后跳舞

酒能刺激大脑,使心跳加速、血管扩张,还会诱发心绞痛及脑血管意外。

❸ 不要跳过于剧烈的舞

老年人心脑血管弹性较差,狂舞使交感神经过度兴奋,导致呼吸加剧、心率加快、血压骤升,可诱发或加剧心脑血管疾病。

❹ 病情不稳不要跳舞

心脑血管疾病患者在病情未得到有效控制时,跳舞易导致血压升高,容易发生心肌梗塞、猝死等意外。疝气、胃下垂、脱肛者可能因跳舞加剧症状;患有耳源性眩晕、颈椎综合征等疾病的老人,跳舞易摔倒,严重者可发生骨折。

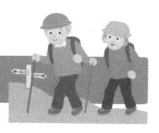

小贴士:老年人穿高跟鞋跳舞容易造成膝盖、脚跟部位的伤害,鞋跟高度应在3厘米以内。

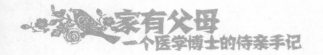
与孙子一起看看少儿节目

城市生活中,许多老年人都是用看电视来打发时间。与很多老人不同,我父母特别喜欢看儿童节目。刚开始,或许是因为溺爱孙子,老两口是孙子看什么频道,就跟着看什么频道。小孩子每天都盯着少儿频道不放,久而久之,我发现老两口也喜欢上了对于我们来说比较幼稚的儿童节目。

侍亲心得

经过一段时间的观察,我发现父母很享受与孙辈共同看少儿节目。其实,我也很乐意看到这种场景。老年人平时在家无事,陪着孙子孙女看些儿童节目,既有益于身心健康,又可以充实自己的晚年生活,帮自己打发时间,一箭双雕,何乐而不为呢？

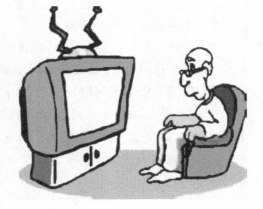

老年人虽然不宜久看电视,但适当看些儿童节目,还是有很多好处的。

少儿节目中经常能看到天真活泼、有朝气和想象力的孩子,老年人经常收看,可以联想到自己家可爱稚气的孙子,从而觉得未来有寄托,充满希望,对晚辈也会更加关心爱护。此外,妙趣横生的儿童节目能让家里充满欢声笑语,也能横扫老年人的暮气,增加他们的活力。轻松愉快的少儿文艺晚会、生动活泼的动画片,都能唤起老人的童心,使他们精神振奋、慈祥可爱。

在老人看来,与孙辈共同看少儿节目是一项很有趣的活动。在我们家,有时父母对小孙子由看电视提出的问题特别在意,自己不懂的还特意去读书看报找答案。这样就可促使老人不断学习,扩大知识面,使生活更加充实。

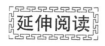

老年人看电视应该注意的问题

❶ 不要饭后马上看电视

饭后人体内的血液都集中到消化器官,这时如果马上看电视,脑部就会分流大量应流到消化器官的血液,这不仅会影响血液在消化器官内的运行,还会抑制消化腺的分泌功能,从而妨碍肠胃的正常工作,引起消化不良。此外,在这个时候看电视,大脑内的血液供应量也会不足,引起脑部缺氧。

❷ 看电视时间不宜过长

老年人如果长时间注视闪烁的屏幕和活动的屏幕图像,会导致眼睛干枯、头昏头痛和精神疲乏等症状,如果是高血压患者,长时间看电视还会引起血压升高,男性患者受到的影响还会远远高于女性患者。因此,老年人应该在连续看电视半小时后做一些眼部按摩或闭目养神,以缓解疲劳。

❸ 不要长时间一个姿势看电视

老年人本来就容易肢体肌肉僵硬,如果长时间以一种姿势久坐不动,易造成颈椎发僵、肢体麻木,还可加重血管、神经的退行性病变。

❹ 不要看过于刺激的电视节目

老年人一般患有一些老年性疾病,如高血压、冠心病、糖尿病等,如果经常看一些大悲大喜的电视节目,易导致病情加重。因为过度悲喜会使体内的激素水平突然变化,轻者可以使心跳加快、血压升高,重者可引发脑血管破裂而中风,有心脏病的人还会因心脏缺血而出现心绞痛甚至心肌梗死。

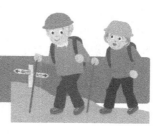

小贴士:老人持续看电视1小时,需要远眺10分钟。

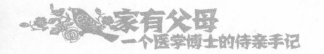

网络的诱惑

网络已经成为现代人不可缺少的一部分。在我们家,妻子是网虫,不是在上面看电影、聊天,就是网购;我呢,查找学术资料、与同行交流,一天也总得在上面待一两个小时;就连儿子也经常和我们抢电脑。父亲是个好奇心比较强的人,看着这东西对我们如此有吸引力,也想来凑凑热闹,学点新鲜东西。儿子自告奋勇当起了爷爷的老师,一个热心教,一个有兴趣学,不到一个月,老头子就能自己独立上网了。我们连夸他学习能力强,但没想到老人家玩上了瘾,每天坐在电脑前几个小时,结果弄得头昏眼花、腰颈疼痛。

侍亲心得

对于父亲的上网行为,我们对他提出了一系列的注意事项,让他严格遵守,以免造成更大的身体伤害。

首先,注意保持身体的轻松,必须在不影响自己正常生活规律的前提下上网。

其次,要注意休息,不要久坐电脑前,否则容易引起腰、颈椎等部位的损伤。

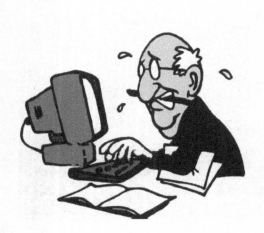

第三,注意保持愉悦的心情以及平和的心态,尽量少看刺激性强的内容,避免情绪的过度波动,防止心脑血管意外的发生。而且,老年人也应提防网络骗子的引诱,安全第一。

此外,夜晚用电脑要打开背景灯,保持键盘亮度,以防视觉疲劳。

同时,对于父亲这个新"网迷",我们还告诉他生命在于运动,为了保持健康,上网期间必须注意劳逸结合,上了会网后,要进行适当的户外活动,补充水分,多吃新鲜瓜果蔬菜,多与亲朋好友交流,保持良好的心态。

老年人上网干些什么好呢? 我个人觉得下面几种都可以:

1. 看新闻、看电子书。网上的新闻比报纸和电视更新、更快、更丰富,对于热心社会动态的老年人来说,学会上网相当于家里订阅了无数报刊,可以随意阅读、自由检索,遇到有价值或好看的文章,也可长久保留。此外,老年人能从网上找到电子版的教程,比如养花教程、烹饪菜谱等,不用请教别人,就能自学许多感兴趣的爱好。

2. 收发邮件、联络子女。这些现代通讯方式比传统的信件、电话更方便、迅捷,且成本十分低廉,让老人们与亲人、老友亲密交流更方便。

3. 投身老年网站、论坛。现在网络上许多老年网站内容齐全,老年人既可以在上面查找资料、获取信息,还能认识新朋友,获得新的社交和沟通方式。

4. 游戏。很多老人喜欢打牌、下棋,如果生活中找不到同道,可以选择网上对战。一些简单轻松的小游戏老人可以偶尔玩玩,愉悦身心的同时,还能防止大脑老化。

当然,对于老年人来讲,网络交友、网上购物、上瘾的网游还是少玩为好。

小贴士:老年"网虫"应多吃富含维生素 A 的食物,比如胡萝卜、豆芽、红枣、动物肝脏、瘦肉等。

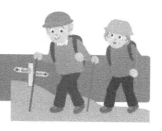

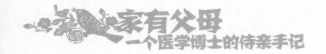

电动按摩椅带来的烦恼

父母年纪大了,不时总有个腰酸背疼,我们平时工作忙,也难得为他们按摩一回。为此,妹妹特意从商场买了台电动按摩椅回来。这下,两位老人家就可以尽情享受舒服的自动按摩了。对于这个按摩椅,父母不仅经常享用,更是热情地推荐给朋友邻里。因此,周围不少老年人也给家里买了一台。住另一栋楼的李大爷自从家里买了这个按摩椅,几乎每天都要在上面享受几小时。可是,没过多久,他就觉得自己肩颈关节都暗暗疼痛。这是怎么回事呢?

侍亲心得

我告诉李大爷,不是每个人都适宜使用电动按摩椅的。李大爷患有骨质疏松,其实是不宜使用这类产品的。如今,市场上的电动按摩椅已成为人们特别是老年人喜爱的保健用品,厂家在推销时,也极力宣传这些按摩椅有很多治疗作用。但是,对于一些老年朋友来说,如果使用不当,是会造成身体损伤的。

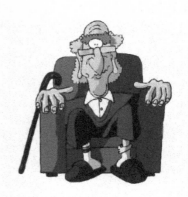

按摩椅是利用机械的滚动力作用和机械力挤压来进行按摩。现在市场上很多按摩椅都是以全身按摩为主,一般都会对脊柱有很大的作用力,而老年人由于椎间盘水分减少,椎间隙变窄,从而使得脊柱周围的韧带处于松弛状态,如不适当使用按摩器会导致脊柱生物力学的改变,如出现小关节紊乱、腰椎间盘突出等情况,都可造成身体不适加重。而对于老年骨质疏松者来说,由于缺钙等原因,易导致骨质变脆,电动按摩椅如果按摩力度大了,特别容易引发骨折,因此骨质疏松者不宜使用电动按摩椅。老年人在选用按摩椅时应慎重,应选择以局部肌肉或穴位作用为主的按摩器,按照仪器说明书使用,时间不宜过长,一般别超过半小时。

适合老年人的自我按摩法

自我按摩是自己动手在身体各部位进行按摩，所产生的刺激信息通过反射方式，具有调节神经功能、促进血液循环、舒经活络、散淤止痛的作用。老年人如能每天抽空做上几回，可达到保健防衰、延年益寿的功效。

❶ 干洗脸

每天早上起床后、晚上睡觉前，双手搓热后像洗脸那样反复摩擦脸部，先顺时针，后逆时针，直至脸部发热。此法可增强面部皮肤、肌肉的弹力，有明目、固齿、减皱及美容的作用。

❷ 梳抓头

用十指的螺纹面及指甲对头皮进行按摩。按摩时，自前额上的头发抓起，由前向后，经头顶至后发际;再从后向前，循环往复。按摩时注意闭眼养神，身体放松。每天可以做5～10分钟。此法可消除疲劳、促进新陈代谢、调节气血，对改善局部头皮的营养和皮肤分泌都有好处。

❸ 拉耳朵

双手食指放耳屏内侧后，用食指、拇指提拉耳屏、耳垂，自内向外提拉，手法由轻到重，牵拉的力量以不感疼痛为限，每次3～5分钟。此法可加速耳朵的血液循环，减缓听力下降的速度，并能治头痛、头昏、神经衰弱、耳鸣等疾病。

❹ 揉擦眼眶

每天闭眼，顺、逆时针各转动眼珠七次，再揉擦眼眶。具体方法是:用双手拇指按在两侧太阳穴上，食指在眼眶上，由内向外，从上往下，反复揉擦眼眶。此法可缓解眼部疲劳，起到明目的效果。

❺ 按摩腿部

每天用手掌上下、内外揉捏腿部，两侧交替进行，然后变掌为拳，反复适度捶打腿部，揉捏小腿。此法能起到活动筋骨、保持腿脚灵活的功效。

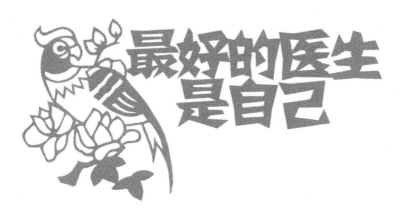
最好的医生是自己

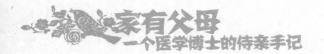

别拿保健品当神药

过年时,亲戚朋友送给父母的礼物绝大多数是保健品。看着那些琳琅满目、有着各种保健功效的包装盒,全家人很是头疼。这么多保健品,不知名的不敢贸然吃,放在那又怕过了保质期浪费,所以只好送人的送人,处理的处理。

与我父母不喜欢吃保健品相反,父亲的好友刘叔叔就把保健品当宝,不光别人送的自己吃,自己每年还特意买许多吃,一年四季貌似从来没停过。但令他不解的是,尽管吃了这么多保健品,但身体似乎并没改善多少,反而因为吃了太多滋补类的保健品,上火现象严重,尤其在冬春季节,不时出现咽喉干燥疼痛、鼻腔热烘火辣、嘴唇干裂、口舌生疮、食欲不振、大便干结等症状,苦不堪言。

侍亲心得

我告诉刘叔叔,保健品不是能治百病的神药,吃多了并不见得有效。根据我国《保健食品管理办法》的规定,保健食品系指表明具有特定保健功能的食品,即适宜于特定人群食用,具有调节机体功能,不以治疗疾病为目的的食品。可见,保健食品并非人人可食,也不可能一种保健食品适用于所有的人。

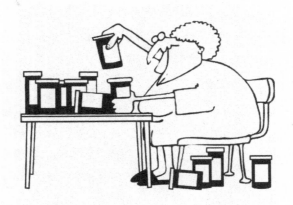

我国的保健食品源于药膳，具有确切功效，但针对性很强。如果不分青红皂白，胡乱进补，有实热者却服温性补品，体质虚寒者误服凉性保健品，则会出现"雪上加霜"之恶果。身体不虚而乱补，甚至会引发一些疾病。

即使进食的保健食品对症了，也不宜长期服用。因为过分依赖外物来"维持生命"，反而会让身体松懈，功能降低。保健食品依赖性，有可能产生负反馈调节。

儿女给父母选择保健品，应根据老人的生理特点和身体状态，综合分析后有针对性地选择合适的保健品。一类是抗衰老类的保健品，其主要功能是抗自由基。比如维生素 C、维生素 E、番茄红素等。二类是提高免疫力、促进新陈代谢功能的保健品。比如深海鱼油可以防止和改善冠状动脉中脂肪堆积和血管硬化状况。三类是改善肠道功能的保健品，如乳酶生等。

中老年人还可选择健脑明目，补充蛋白质，调节血压、血脂、血糖的保健品。老年人缺乏钙质，也可以适量服用补钙类保健品，预防骨质疏松。

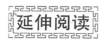
延伸阅读

适合老年人的保健品有哪些？

❶ 一般气血虚的，可以用补血类和补蛋白质来达到。

❷ 睡眠不好的，可以补充松果体素、维生素 B 族和蜂王浆产品。

❸ 心脑血管疾患和"三高"的，以清血脂、降血压、溶血栓为主。推荐鱼油＋卵磷脂＋银杏类保健品。

❹ 血糖高、糖尿病患者，以降糖为主。推荐蜂胶。

小贴士：保肝类保健食品应与西药距离 3～4 小时后再服。

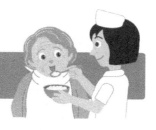

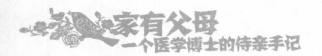

吃药千万别"依葫芦画瓢"

邻居马大妈年纪大了,也患了一些老人病。医生考虑到马大妈70多岁的高龄和身体状况,为她选用了某种副作用小、见效快的进口药,果然仅几天工夫就药到病除。之后,马大妈的病又有几次反复,每次医生总是开那个药,一吃就好。于是,马大妈弄了不少放在家里,只要老毛病一复发,就吃这种药。马大妈很高兴,认为既节约了诊费,又省去了来回医院的奔波之苦,这样的特效药一吃就吃了三年。可后来,马大妈渐渐发现特效药失灵了,不但对老毛病没有明显的医治效果,而且还会引发诸如腹痛、腹胀的症状。她终于在病情实在无法再拖的情况下万般无奈地进了医院。当她疑惑地将特效药失灵的事情告诉医生时,医生大吃一惊,立即让其停止用药,同时告诫她不能迷信一种药物而擅自长期服用。

侍亲心得

马大妈这种"依葫芦画瓢"吃药的心理在不少老年人中都存在。因为长期服用某种药,人体本身会产生某种抗药性,降低药效的发挥;更重要的是,在服药的这3年时间里,已70多岁高龄的她,身体机能退化严重,早已不同于3年之前。"特效药"的种种副作用就会全部表现出来,对机体造成伤害。

近年来,由于用药引起的各种问题越来越多,在老年群体中不规范用药的现象非常普遍。老年人由于生理机能和各器官功能逐渐减退,很多人都患有老年常见病、慢性病,如冠心病、高血压、糖尿病等,需长期用药。在老年患者中,有不少人用药具有很大的盲目性,有的人不就医擅自服药,为安全用药留下了隐患。

因此,作为儿女,在这方面就得多加留意,平时对家中老人的用药情况要做到心中有数,同时密切关注老人的身体状况和用药情况,不时给他们普及点用药安全常识,还可以给他们买个药盒,提前把药分好并列个清单,让他们严格按照清单上的剂量吃药。

老年人用药禁忌

❶ 忌任意滥用

患慢性疾病的老人应尽量少用药物,切忌不明病因就随意滥用药物,以免发生不良反应或延误治疗。

❷ 忌时间过长

老年人肾功能减退,对药物和代谢产物的滤过减少。故老人用药时间过长,会导致不良反应和引起自己觉察不到的副作用。

❸ 忌生搬硬套

有的老年人看别人用某种药治好某种病便仿效,忽视了自己的体质及病症差异,最终耽误了自己的病症。

❹ 忌乱用秘方、偏方、验方

老年人患的病多为长期、慢性病,导致极易出现乱投医现象。那些所谓的秘方、单方,无法科学地判定疗效,凭运气治病,常会延误病情甚至酿成中毒,添病加害。

❺ 忌滥用滋补药

体弱老年人可适当辨证地用些补虚益气之品,但若为补而补,盲目滥用,可变利为害。民间就有"药不对症,参茸亦毒"的说法。有的老年人把从商业广告上看到的滋补药当做"平安药",稍有不适,不问情由,取来就用,有的甚至长期服用,结果造成脏器损害。

❻ 忌朝秦暮楚

有的老年人治病用药"跟着感觉走",今天见广告中说这好,便用这药;明天见夸那药疗效不错,又改用那药。用药品种不定,多药杂用,不但治不好病,反而容易引出毒副作用。

❼ 忌嗜药成瘾

有的老年人因食欲不佳,便经常服用助消化药;因睡不好觉,便老依赖安眠药……这样长期用药,既会成瘾,又会给机体造成某些毒性损害。

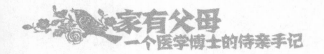

常被误用的居家药品

在南方，夏秋季节天气较为炎热，加上湖南人又特别爱吃辣椒，人容易上火，所以这边许多老人对上火的问题比较重视。一次去朋友家做客，正值炎炎夏日，我看到他们家泡了很多清热解毒的饮品当做日常茶饮。我有点疑惑，朋友解释说家里父亲认为炎热天气应当多喝点清热解毒的饮品以防止上火，老人家更是每天都用板蓝根冲剂代替茶饮。我急忙向朋友说明了这种做法的错误性，让老人家赶紧改正。

侍亲心得

朋友的父亲认为像板蓝根这样的抗病毒清热解毒药，是由中草药制成的，安全有效，使用的范围非常广泛，即算多吃也不会有害。

板蓝根冲剂对有咽痛、发热、咳嗽、痰黄等风热感冒症状的人较为适合，但由于其药性苦寒，对体质虚寒、肠胃不好的老年人来说则不宜多吃。而且，虽然板蓝根的毒副作用很小，但如果长期服用，吃的数量多了，就会积"药"成疾，反而容易引发其他疾病，酿成后患。

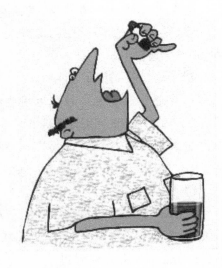

其实，在夏季，做儿女的可以为父母煲一些汤来清热解毒。现介绍一款适合老年人的祛湿清热解毒汤。

材料:土茯苓250克,粉葛250克,赤小豆50克,扁豆50克,陈皮半个,水8碗。

146

制作方法:土茯苓去皮切段,粉葛去皮切块,将材料放入煲内,水滚转慢火煲3小时即可。

功效:去骨火,祛湿,清热毒。

延伸阅读

中老年人不宜常服用的药

❶ 六味地黄丸

有些老年人习惯在出现腰酸背痛时吃些六味地黄丸补一补。殊不知,六味地黄丸并非保健品,不是人人适用的。

六味地黄丸的主要功能是滋补肾阴,对肾阴亏损引起的头晕耳鸣、腰膝酸软、盗汗遗精有一定的作用。但需要注意的是,六味地黄丸中的六味药物都以滋润为主,久服、多服都会加重体内湿热,引起脾胃不合,影响食欲。一般来说,中老年人的消化功能不强,服用更需谨慎。间断着吃,可能影响不大,但长期连续服用就不可取。

❷ 牛黄解毒片

牛黄解毒片是不少家庭小药箱中的必备药。作为清热解毒中成药的代表,它可以用于口疮、牙痛、扁桃体炎等疾病的治疗。但由于其中含有冰片、大黄等寒凉成分,所以不适合老人、小孩以及脾胃虚弱、体质虚寒的人服用。

小贴士:牛黄解毒片中的雄黄含有砷,大量使用可引起慢性砷中毒,因此每次服用不要超过5天。

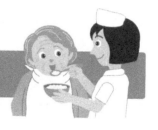

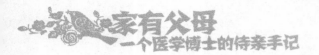

不宜用滚开水冲服的药

母亲最近感冒了，咳嗽厉害。家里给她买了止咳糖浆，服用了几天却没见好转的迹象。我正奇怪，却发现她竟是用开水冲服，难怪不见疗效。

侍亲心得

我告诉母亲这是种错误的服用方法。许多药是不宜用滚开水冲服的，止咳糖浆就是其中一种。

各种止咳糖浆，其止咳作用部分是来自糖浆口服后覆盖在发炎的咽部黏膜表面，以减轻对黏膜的刺激而缓解咳嗽。若用开水冲服，会使药液稀释并迅速吞下而失去糖浆的作用。

除此之外，像胃蛋白酶合剂、胰酶片、多酶片、酵母、乳酶生、维生素 C 等药物遇高温易破坏失效，因此服用时不宜用开水冲化，而应以温开水送服。

除了这个错误的服药方法外，我还发现在许多老年人中还有其他错误。

错误 1：躺着服药

有些老人晚上为了减少麻烦，选择躺着服药。这样药物容易粘附于食道壁，不仅影响疗效，还可能刺激食道，引起咳嗽或局部炎症，严重的甚至损伤食道壁，埋下患食道癌的隐忧。因此，最好是站着或坐着服药。

错误 2：干吞药片

有些老人为了省事，在服药时不喝水，而是直接将药物干吞下去。其实，这也是非常危险的：一方面，可能与躺着服药一样损伤食道，甚至程度更严重；另一方面，没有足够的水来帮助溶解，有些药物容易在体内形成结石。

错误 3：将药片掰碎或以水溶解后服用

有些老人吞药困难，就自作主张地把药片掰碎或用水溶解后再服用，这样不仅影响疗效，还会加大药物的不良反应。将药物用水溶解后再服用也有同样的不良影响。

错误 4:喝水过多

有些老人服药后大量喝水,其实这样也不好。因为这样会稀释胃酸,不利于对药物的溶解吸收。一般来说,送服固体药物 1 小杯温水(200～300 毫升)就足够了。

延伸阅读

药物服用的最佳时间

❶ 滋补类药物

如人参、蜂王浆等,适宜在晨起空腹时或夜晚临睡前服用。

❷ 助消化药物

宜在饭前 10 分钟服用,以促进消化液的分泌,充分与食物混合。

❸ 催眠、缓泻药

一般在夜晚临睡前半小时服用(作用快的泻药应在早晨空腹时服用)。

❹ 维生素类药物

宜在两餐饭之间服用(用维生素 K 止血时应及时服)。

❺ 治皮肤过敏药

如扑尔敏、苯海拉明,宜在临睡前半小时服用。

❻ 对胃有刺激的药

如阿斯匹林、消炎痛等,应在饭后半小时服用。

❼ 驱虫药

一般空腹口服,但有时易刺激胃肠道引起恶心等症,可于两餐之间或晨间少量进些早餐后半空腹服用。

具体药物服用的时间,应谨遵医嘱。

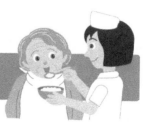

小贴士:服药后 30～60 分钟才能被胃肠溶解吸收,期间需足够的血液参与循环,因此不要马上运动。

149

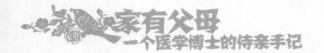

高血压患者吃药前后别喝酒

岳父平时没多大嗜好，就是对酒情有独钟。老人家喝酒喝了一辈子，每天都少不了来一两杯。但自从患了高血压需要每天服药之后，我们就尽量限制了他喝酒。但老人家有阵子接连参加了宴会，连续喝了几天酒，感到头特别晕。当天晚上，岳父服用完降压药就睡了。结果夜里突然心跳加速，全身乏力，上厕所晕倒在卫生间，吓坏了我们。多亏及时送进医院，才没酿成悲剧。

侍亲心得

酒中含乙醇，乙醇除了加速某些药物在体内的代谢转化，降低疗效外，还能诱发药品不良反应。服用降压药的患者如果饮酒，可因酒精扩张血管作用而增强药物的降压作用，引起突发性低血压，使本身因药物作用降到正常的血压降到更低，引起突发性低血压，导致晕倒、跌伤等各种意外。

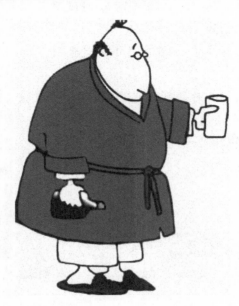

岳父在服用抗高血压药过程中接连喝了几天酒,导致血压急剧降低。经过这次惊险,我们更加小心老人平时的喝酒。吃降压药前后一定杜绝其喝酒,平时喝酒也很谨慎,避免大量喝酒。

延伸阅读

酒后不宜吃的药

❶ 降糖药

注射胰岛素或口服磺脲类降糖药治疗的糖尿病患者,如果大量饮酒,会令血糖下降,引起严重低血糖;也可能因酒精增强了微粒体酶活性而使口服降糖药在血中半衰期缩短,影响药效。另外,氯磺丙脲具有双硫醒样作用,与酒同用可引起严重头痛、恶心、呕吐、眩晕等症状;二甲双胍口服降糖药与酒精在体内相遇,有引起乳酸性酸中毒的危险。

❷ 抗生素

先锋(头孢)霉素类药与酒同时服用可出现头痛、恶心、呕吐、眩晕等症状。

❸ 抗痉挛药

大量饮酒可使苯妥英类抗痉挛药代谢亢进,从而影响药效。

❹ 抗凝血药

酒精可影响香豆素抗凝血药对肝脏酶类的竞争,从而使其抗凝血作用增强,导致药品半衰期缩短,影响药效。

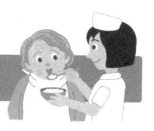

小贴士:老年高血压患者洗澡前宜喝 1 杯热水,补充全身血液的容量。

151

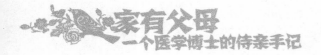

喝中药不宜加糖

母亲最近身体不适，医生给她开了几副中药。老人家平时很排斥喝中药，主要是怕中药浓浓的苦味。对于她来说，宁愿吃 10 片西药丸，也不愿咽下一口中药汤。但药既然已经煎了，为了能顺利喝下去，父亲建议她在中药中加入一些糖。我看到此情景，虽然心疼，但还是硬着心肠让老人家不加糖，直接喝下去。我这样做其实是有科学依据的。

侍亲心得

因为糖也是一味中药，不能随意加入其他中药中。

在每个方剂中，组成的药物皆有"酸"、"苦"、"甘"、"辛"、"咸"的不同，药性也有"寒"、"热"、"温"、"凉"的差异。而糖也是一味中药，也具有一定的药性及疗效，它具有润肺和中、补脾缓肝的功效，可用来治疗肺燥咳嗽、口干舌燥、中焦虚、缓胃痛的病症。因此，喝中药时加糖，轻者会降低疗效，重者还会产生副作用。

首先，多食糖会助热，如果病人有腹胀中满、湿热停滞、舌苔厚腻等症状时，一般严禁加糖，以避免不良反应。

其次，白糖性凉、红糖性温，如果把白糖加入温热药剂中，或把红糖加入寒凉药剂中，都会减弱药性，阻碍药效的充分吸收，影响疗效。

再次，中药的化学成分比较复杂，糖类特别是红糖，含有较多的铁、钙等元素，中药中的蛋白质和鞣质等成分可与之结合，发生化学反应，使药液中的一些有效成分凝固变性，继而产生浑浊、沉淀，不仅影响药效，而且危害健康。

最后，有些药通过利用苦味来刺激消化腺分泌，从而更好地发挥疗效。如黄连就是通过味觉分析器的兴奋，进而提高食欲中枢的兴奋，反射性地引起胃液分泌增加，从而发挥健胃的作用。如果加糖，就会失去这种作用，也就达不到治疗的效果了。

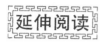

延伸阅读

服中药不能吃哪些东西?

实践证明,服中药时忌口是有一定道理的。因为我们平时食用的形形色色的食物具有各自的性能,对疾病的发生、发展和药物的治疗作用均会产生一定影响。

❶ 不宜同吃某些食物,以免降低疗效或加重病情。服用清内热的中药时,不宜食用葱、蒜、胡椒、羊肉、狗肉等热性的食物;在治疗"寒证"服用中药时,应禁食生冷食物。服用这些药物时,如果吃了禁忌的食物,疗效就不理想甚至起相反作用。

❷ 不要喝浓茶。因为茶叶里含有鞣酸,浓茶里含的鞣酸更多,与中药同服会影响人体对中药有效成分的吸收,减低疗效;其他饮料如咖啡、可乐、雪碧都不宜喝,应以喝白开水为主。

❸ 宜少吃豆类、肉类、油腻生冷及不易消化的食物,以免增加患者的消化负担。老年人由于脾胃弱、消化功能差,在服中药期间更应少吃这些食物。

❹ 在服用治感冒的中药时,不宜吃生冷及酸性食物,因为它们有收敛作用,会影响药物解表发汗。

❺ 服用温补类中药时,需要忌吃绿豆、萝卜,因为绿豆、萝卜皆为凉性,能降低药物温补的作用。

中医古代文献中,还有不少关于中药相互之间或同食物之间相克的记载,被列为中药配伍禁忌。如常山忌葱,地黄、何首乌忌葱、蒜、萝卜,鳖甲忌苋菜,甘草忌鲢鱼,薄荷忌鳖鱼,茯苓忌醋,鸡肉忌黄鳝,蜂蜜忌生葱、豆腐,天门冬忌鲤鱼,荆芥忌鱼、蟹、河豚、驴肉,白术忌大蒜、桃、李等。

小贴士:一般的中药汤剂应该"温服",即药汤煎煮后立即滤出,在常温下晾至 30℃~40℃时再喝。

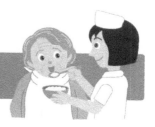

153

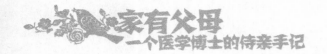

药食相克需注意

　　岳母的好姐妹杜阿姨特别注重健康。听说牛奶是营养丰富的食品，更是老年人最佳的长寿食品后，她就每天坚持喝，除了每天早晚各一杯，她有时更用牛奶代替白开水服药。阿姨患有心脏病，一直服用洋地黄等治疗药物，很多时候她就用牛奶服药。一天晚上，阿姨突然昏厥，不省人事。家人七手八脚把她送到医院，经过医生全力抢救，总算平安无事。医生诊断说是中毒反应。这就让家人很疑惑了：阿姨平时没吃什么不良食物呀，怎么会突然中毒呢？医生了解阿姨的服药情况后断定这和她用牛奶服药有关。心脏病人用牛奶服治疗药物，时间长了，容易产生蓄积性药物中毒反应，有时还可引起意外。

侍亲心得

　　我也向杜阿姨解释，虽然牛奶有诸多好处，比如促进钙吸收、促进睡眠、增加营养等，算得上既经济又安全的营养保健食品。但是，如果搭配不当，特别是和一些药物会相克，除了会明显地影响人体对药物的吸收，严重的还会引起中毒反应。这是由于牛奶容易在药物表面形成一个覆盖膜，使奶中的钙、镁等矿物质与药物发生化学反应，形成非水溶性物质，从而影响药效的释放及吸收。因此，我劝诫杜阿姨在服药前后1小时不要喝牛奶，更不要用牛奶代替白开水服药。

　　此外，严重高血压病人在服用强降压药物优降宁的同时应忌食牛奶或奶类制品，否则轻者会使药物降压效果大大降低，重者会使血压继续升高或产生高血压危象；贫血的病人服硫酸亚铁时应忌喝茶水，因茶水中含生物碱，合用会使药物失去作用；服降血压药优降宁时要忌吃扁豆、香蕉、奶酪等食品，因为这些食品含有大量的酪胺，而酪胺会导致血压升高；服用抗抑郁药时，必须绝对禁食乳酪。

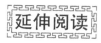

其他药食相克禁忌

❶ 黄连素—茶

茶水中含有约 10%鞣质,鞣质在人体内分解成鞣酸,鞣酸会沉淀黄连素中的生物碱,大大降低其药效。因此,服用黄连素前后 2 小时内不能饮茶。

❷ 布洛芬—咖啡、可乐

布洛芬(芬必得)对胃黏膜有较大刺激性,咖啡中含有的咖啡因及可乐中含有的古柯碱都会刺激胃酸分泌,会加剧布洛芬对胃黏膜的毒副作用,甚至诱发胃出血、胃穿孔。

❸ 抗生素—牛奶、果汁

服用抗生素前后 2 小时内不要饮用牛奶或果汁。因为牛奶会降低抗生素活性,使药效无法充分发挥;而果汁(尤其是新鲜果汁)中富含的果酸则加速抗生素溶解,不仅降低药效,还可能生成有害的中间产物,增加毒副作用。

❹ 维生素 C—虾

服用维生素 C 前后 2 小时内不能吃虾。因为虾中含量丰富的铜会氧化维生素 C,令其失效;同时,虾中的五价砷成分还会与维生素 C 反应生成具有毒性的"三价砷"。

小贴士:服用钙片前后 2 小时内不要吃菠菜,其中的草酸钾会妨碍钙的吸收,还易生成草酸钙结石。

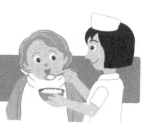

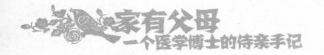
老年人不要乱吃感冒药

父亲的棋友李大爷最近受凉感冒了,老人家不肯上医院,就自己在家附近的药店买了"白加黑"的感冒药服用。但令家人没想到的是,这个看似安全的感冒药,却差点要了李大爷的命。吃下药后,李大爷连续几天都出现了大便发黑的情况,但他并没在意。几天后的一个晚上,李大爷突然感觉胃难受,嘴里还有血腥味,家人连忙将他送到医院急诊科。当时,李大爷直冒冷汗并突然吐出大量咖啡色的液体。经过医生一个多小时的急救,老人的情况才稳定下来。经过详细检查,发现李大爷是因消化道溃疡引发了大出血。原来,李大爷是个消化道溃疡患者,而对于老年消化道溃疡病人来说,感冒了绝不能随便吃药,而像"白加黑"、"泰诺"、"日夜百服宁"等感冒药,都含有扑热息痛成分,消化道溃疡患者最好别吃。

侍亲心得

一般来说,可以引起胃出血的原因通常有四种,所占比例最大的是消化性溃疡,占了70%。如果老人是长期的消化性溃疡患者,又擅自服用感冒药和消炎药,有可能在药物的作用下诱发消化道大出血。这是因为感冒药、止痛药均可引起胃黏膜病变、溃疡,诱发上消化道大出血。

消化性胃溃疡老年患者感冒时最好服用治感冒的纯中药制剂,如病情需要服用速效感冒药,也要在医生的指导下以小剂量、短疗程为原则,同时加强监测,在服药过程中如出现上腹痛、烧灼感、恶心、反酸、黑便,要及时停药和就医。

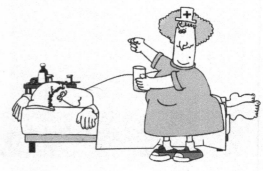

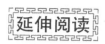

哪些老年人不能随便吃感冒药

❶ 牛皮癣老年患者

老年人的身体比较弱,不同于年轻人。老年牛皮癣患者还往往伴有其他多种慢性疾病,如高血压、糖尿病等,日常服用的药物比较多,若自行服用感冒退烧药,可能会导致药物之间的相互作用或降低原先服用药物的疗效,甚至会加重牛皮癣。因此,老年牛皮癣患者用药一定要慎重,感冒后用药一定要听从医嘱,不可以自己随便乱吃药。

❷ 糖尿病老年患者

对于老年糖尿病人来说,感冒了绝不能随便吃药。比如"白加黑"、"泰诺"、"日夜百服宁"等感冒药,均含有扑热息痛成分而具有解热、镇痛的作用。其中解热就是退烧,退烧时必然会大量出汗。糖尿病人如果大量出汗,体内水分就会迅速减少,从而使得血糖升高,这样会有生命危险。同时,老年人如果大量流汗,会引起血压下降,导致休克甚至死亡。

❸ 前列腺增生老年患者

前列腺增生老年患者日常用药时需高度留意,某些药物可能会加重排尿困难。患有感冒的前列腺增生患者最好不要服用如"感冒通"、"速效感冒胶囊"、"维C银翘片"、"感冒灵"等含扑尔敏成分的复方感冒药。这类药物会使前列腺增生病人膀胱逼尿肌的肌张力显著下降,造成逼尿肌收缩无力,从而加重患者排尿困难。

小贴士:有心脑血管疾病的老年人,应避开含伪麻黄碱的感冒药,可以选用中药制剂的感冒药。

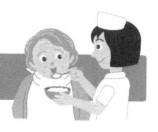

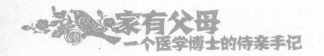

预防感冒的小偏方

冬春季节,我们家都十分注意父母的健康,老人家抵抗力弱,气温一旦出现较大波动,就很容易感冒。父母对于感冒的观点是:普通感冒在生活中在所难免,也不算什么大病,因此,"扛一扛"或随便买点药吃吃就好了。我知道很多老年人都有这种心理,对感冒没有引起足够的重视。但事实上,对于老年人而言,感冒用药不当会导致病情加重并埋下隐患,处理不当更有可能引起严重后果甚至危及生命。因此,我及时给父母上了堂"感冒普及课",并教了他们一个预防感冒的小偏方。

侍亲心得

这个小偏方其实很简单,就是生姜葱白水。

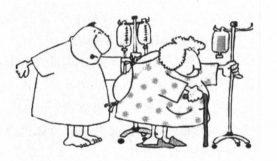

材料:生姜 100 克,葱白 50 克,冰糖 20 克,开水 500 毫升。

做法:姜切丝,葱白切碎,加入冰糖,开水冲饮,片刻即可。

功效:适用于风寒感冒。

原理:生姜性味辛温,有散寒发汗、化痰止咳、和胃止呕等多种功效;葱白对感冒引起的头痛、鼻塞有缓解作用。

除了喝生姜葱白水,还有一个方法就是用葱姜水泡足。

取葱白、生姜等量,捣烂,放入脚盆内,冲入沸水 1500 毫升。5 分钟后将双脚放入盆中洗泡 5 ~ 10 分钟,再用双手揉搓脚心 2 ~ 3 分钟,泡到身体微微出汗。此法可以有效地防治感冒。

此法能舒缓神经,促进血液循环,起到放松、减压的效果,并且可以预防感冒。

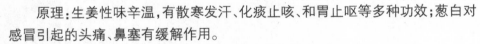

中老年人预防感冒小偏方

❶ 冷脸热足法

养成早、晚以冷水浴面、热水洗脚的习惯,有助于提高身体抗病能力,"御感冒于肌肤之外"。

❷ 体育健身法

秋冬时节在室外适度散步、打球、做操、练拳、习剑,可提高身体御寒能力,防止感冒的发生。

❸ 盐水漱口法

用淡盐水早、晚餐后漱口,可杀死口腔致病菌。

❹ 饮用姜茶法

以生姜、红糖各适量煮水代茶饮,能有效地防治感冒。

❺ 食醋熏蒸法

每日用食醋在室内熏蒸 15～20 分钟,能杀除居室病菌,保障健康。

❻ 按摩法

两手对搓,掌心热后按摩迎香穴 10 余次,能有效防治感冒。

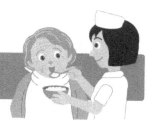

小贴士:老年人在感冒初期时,吃点杏仁能很好地减轻感冒症状,迅速修复身体伤害。

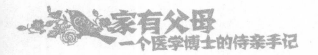
中风的早期信号

不知是什么原因,周边老人中风的的消息越来越多了。早阵子,楼上的王大爷就在洗澡时突然摔倒,右半边身体不能动,送到医院后医生诊断为中风。出院后仍然半身不遂,生活起居都要家人照顾。父母探望回来后和我说他们也开始担心自己的身体,生怕这种病症也降临到自己的头上。除了让他们多锻炼身体、注意日常饮食外,我也告诉他们一些中风的早期信号,让他们做到早知道、早预防。

侍亲心得

医学证明,大多数中风患者会有以下的早期信号:

1. 麻木感。如一只手臂、一条腿或脸部的一侧突然有麻木感产生。
2. 瞬时说话困难。突然有东西要表达但偏偏说不出来。
3. 瞬时视力丧失,仅持续几秒钟或几分钟。
4. 晕眩、行动不稳和突然跌倒。
5. 不同寻常的剧烈头痛,昏昏欲睡,恶心和呕吐。
6. 个性习惯的突然变化、判断力下降、异常健忘等。

一旦出现上述信号,就应及时到医院检查治疗,以免发生意外。

此外,有一些好的生活习惯能起到预防中风的作用。

比如每天吃一个橙子或其他富含维生素 C 的水果蔬菜,可以降低血压、胆固醇和动脉血管的损坏,减低心脑血管疾病的发病风险。

还可以像大力水手一样吃菠菜。菠菜中含有大量的叶酸,它可以把得病机会减少 1/3,使中风的危险降低 35%。

另外就是多走路。老年人一天内步行 30～60 分钟(或每天步行 600 步,美国推荐每日步行 1000 步,但老年人需量力而行),如果每周能坚持 5 天的话,可以把中风的危险减少到一半。

补钙不能全靠钙片

妹妹非常关心父母的补钙问题,每次回家,都大包小包地往家中提各种钙片,并总是嘱咐父母要按时吃。她告诉父母,老年人一定要注意补钙以防止骨质疏松、关节疼痛等,而她买的那些都是进口的品牌钙片,补钙效果非常不错。父母不想扫女儿的爱心,但对此却相当苦恼,本来因为自身的一些疾病,每天都要服药,再加上这些药片,一是吃起来麻烦,二是多了也容易混淆,还容易忘记吃。我了解情况后告诉妹妹,即使是有知名度的品牌,单单只给父母吃钙片,补钙效果也是几乎没有的;她今后可以少给父母买些钙片,我们可以用另外的方法来为父母补钙。

侍亲心得

在我家,让父母每天吃妹妹买的钙片只是辅助的补钙方法,因为最重要的补钙方式是食补。如果不吃促进钙吸收的药物,中老年人吃的钙片基本上都会从大便中排出,等于没吃。

因此,单纯吃钙片对中老年人防治骨质疏松效果并不明显。在服钙片的同时,中老年人还应多喝牛奶,多吃海产品等富含钙、蛋白质的食物,多晒太阳,使皮肤中维生素 D 合成增加,以利于钙质吸收。

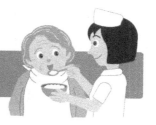

小贴士:老年人补钙时可适当喝点醋,有助于钙的吸收。

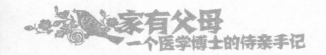

早期肿瘤的自我诊断

父母自从前段时间从医院看望一个患有晚期肿瘤的老同事回来后,心情就比较沉重,老两口一下子觉得这种令人闻之丧胆的病症离自己是如此之近。我了解老人家的心思,他们其实也担心这种厄运有朝一日降临到自己头上。我急忙安慰他们:肿瘤这种病,其实是可以防治的,关键在于早期发现,及时治疗。

侍亲心得

而要做到早期发现,就应经常注意自己是否出现以下现象:

长期吸烟的老年人,如果出现刺激性干咳、痰中带血等症状,就应怀疑肺癌的可能,及早去医院检查。

中老年人中,如果短期内有进行性吞咽困难的现象,则食道癌的可能性很大。

中老年人如果出现原因不明的上腹部不适、食欲不振、消瘦等消化症状时,则要考虑胃癌的可能性。

患有胃溃疡的老年人,如果症状失去原有的规律性,则应考虑胃溃疡恶性病变。

老年人出现排便习惯改变,特别是出现脓血便而按痢疾治疗不愈时,应到医院作肛门指诊,以排除直肠癌的可能性。

50 岁左右的男性,如果短期内出现肝区痛、消瘦、进行性肝肿大,尤其又有慢性肝炎史者,应检查是否有肝癌的可能性。

年逾 40 岁的人出现黄疸,应立即做 B 超检查,以排除胰头癌、胆管癌的可能性。

年龄在 40 岁以上的男性,如果出现无痛性、间歇性血尿,反复发作又可自行停止者,应考虑肾癌、膀胱癌的可能性。

凡出现贫血、出血、感染三项之中两项,尤其再伴有胸骨疼痛的老年人,应考虑急性白血病即血癌的可能性。

在体表某一部位出现肿块,特别是较硬而不疼痛或在锁骨下触到肿大淋巴结者,应考虑肿瘤的可能性。

延伸阅读

老年人如何预防肿瘤

老年人是肿瘤的高发人群。老年人如何预防肿瘤呢?

主要是经常体检、饮食要注意、心态要平和、远离污染以及经常参加体育锻炼。

经常体检很重要。肿瘤的治愈一般都是发现在早期,早发现、早治疗就有很好的效果。因此,老年人要经常进行体检。体检不仅要进行查血、查尿等常规检查,还要做肿瘤的专门检查。每半年就应进行一次,因为肿瘤的发现往往以半年为一周期。

平时的饮食既要避免油腻或味浓食物,也要富有营养,就是说,要荤素搭配。合理饮食对预防肿瘤非常重要。

要时刻保持平和的心态,避免着急、发火,更不要暗自生闷气,总是以乐观、豁达的情绪来处世和做人,这样能最大限度地预防肿瘤的发生。

要远离污染,如不要在交通拥挤的时候上街,以避免吸入过多的汽车尾气;家里的装修要用环保材料,不使用或少使用化学制剂;做饭时开抽油烟机,不吸或少吸燃烧的废气;不吸烟和避免吸二手烟,对预防肿瘤尤为重要。

要经常参加体育锻炼,以增强身体的抗病能力。

老年人对肿瘤应给予高度重视,切切不可麻痹大意。

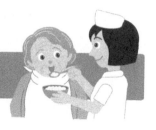

小贴士:老年人出现幻嗅时,应考虑患颅内肿瘤的可能。

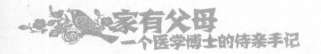

老年人需定期体检

作为一名医生,我深知体检的重要性。所以,在我们家,每个人一年一次的健康体检雷打不动地坚持着。对于父母的定期体检,我更是不敢懈怠。前不久,父亲的一个同事突然病倒,到医院一检查,就被诊断为晚期肺癌。这位叔叔自认为身体健康,每年父亲体检时都叫他一同前往,他总认为自己身体向来强健,定期去体检既浪费时间,又花费不少。等到病情诊断出来,后悔也晚了。其实,除了这位叔叔,我发现生活中还有不少"从来不得病,病起来就要命"的现象。这其实和许多人不重视体检有很大的关系。

侍亲心得

老年人定期体检的重要性是不言而喻的。老年人是多种疾病的高危人群,随着年龄增长,他们的免疫能力不断下降。一些疾病在老年群体中的发病率很高,造成的死亡率也是惊人的,体检能早期发现一些疾病和病兆,及时进行治疗。

许多中老年人对体检的认识不够,不了解其重要性;也有许多中老年人因为目前身体状况尚可、害怕花钱等原因而不愿去定期体检,这时,做儿女的就得有让父母定期体检的意识和行动,明白定期体检是中老年人保持健康的第一步,其重要性并不亚于治疗。

老年人体检前得做一定的准备工作。

老年人体检受饮食影响非常明显,所以在体检前一定要忌口。在检查血脂肝功前三天不能吃高脂、高蛋白食物;查高血压前1~3周应吃低盐食物;为了保证血糖检查结果的准确性,体检前两天内不要吃糖分高的食物;检查尿常规前一天内不要过量饮水或者饮水过少;做心电图、脑血流图24小时内应禁酒。

老年人在体检前几天要休息好,调节好情绪,因为这些都会影响检查结果,如果在检查中发现异常,还需要重新检查。

老年人在体检时也要注意下衣着。总的来说,应该是容易穿、脱的宽松衣服。同时,还要记得取掉佩戴的首饰和装饰品。体检时需要往来奔波,因此应选择一双舒适的平跟鞋,最好容易穿脱。

延伸阅读

老年人体检必检项目

第一,心脑血管检查。

这是老年人体检的重点。测血压:高血压是冠心病的发病危险因素之一,血压经常处于高峰,容易发生脑血管意外。心电图检查:可了解心肌供血情况、心律失常等,年纪很大,没办法跑活动平板者,建议做个心脏彩超;颈动脉彩超:可检查出血管是否发生病变。

第二,肝、胆、胰腺 B 超及胸透。

肝、胆 B 超可对肝、胆的形态进行检查,提前发现是否出现肝、胆肿瘤或胆囊结石。由于这是一种无创伤检查,所以老年人可进行多次检查。胸透可早期发现肺结核、肺癌,常年嗜烟的老年人更应该定期做胸透检查,对无症状的早期肺部肿瘤,这是最佳初筛手段。

第三,查眼底。

可及早发现老年性白内障、原发性青光眼。患有高血压、冠心病、糖尿病的病人,可通过查眼底检查出动脉是否硬化。

第四,查血糖和血脂。

肥胖或患有高血压、动脉硬化的老人尤应注意此项,特别是餐后两小时的血糖很能说明问题。

第五,检测骨密度。

老年人容易骨质疏松,因此 50 岁以上的男性和 45 岁以上的女性应进行骨密度检测。

第六,胃肠镜检查。

50 岁以上的老人,尤其是老年男性应把其列入体检"补充清单"。胃肠镜检查可发现一些癌前病变,如大肠息肉等,以便尽早清除。另外,通过大便潜血实验还可早期发现消化道疾患及癌症。

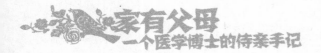
老年人要谨慎饮用药酒

过年去某位亲戚家做客，主人非常热情，我们一进门他就拿出大瓶药酒招呼客人，直说这是名贵药酒，是他好不容易托人找来的药方，花重金配了很多名贵药材在里面，喝了大有好处，让大家都喝喝。同桌的一位老人听了，跃跃欲试，直呼一定要过足瘾，大补一回。当家人劝说他有支气管哮喘别喝时，他还十分恼怒，我也连忙从医生的角度建议他不要喝。

侍亲心得

药酒虽然是将中药浸泡在白酒中，但中药的有效成分却相当有限，若饮用量过大，则酒精的危害比药效作用大。酒精能抑制甲状腺素的有效分泌，从而使肠道对钙、维生素 D 的吸收率明显下降，使人出现急躁、记忆力减退、心肌收缩无力等不良后果。特别是患有支气管哮喘的老年人，更是不能饮用药酒，因为制酒时使用的漂白防腐剂亚硫酸类物质，会引起哮喘发作而加重病情，甚至危及生命。

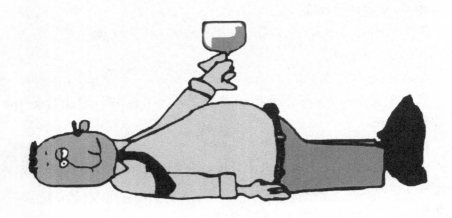

另外，老年人长时间饮药酒，即使每次饮用的量不大，但由于人到老年后肝肾功能会发生不同程度的减退，所以也会出现酒精的慢性蓄积性中毒，它的危害丝毫不比急性中毒小。因此，老年人应慎饮药酒，以免得不偿失。

延伸阅读

老年人饮用药酒的注意事项

❶ 不要擅自搭配，以防发生副作用

很多老年人喜欢自己购买药材泡药酒，殊不知这背后存在着很大的健康隐患。中药材配伍之间讲究相生相克、相反相使，如果不明其中道理，随意配药，往往会使药效大打折扣，甚至还有可能带来副作用，得不偿失。

❷ 选购药酒要细看配方

选购药酒不能光看广告，还要看具体疗效。传统药酒的配方都是经过数代名医总结经验呕心沥血之作，远非简单的中药组合而成。目前保健酒种类繁多，一定要购买具有"国药准字"的治病药酒。

❸ 选药酒要看时令

很多补类的药酒，容易上火，冬令喝药酒以冬至之后最为适宜，夏季不宜服用。

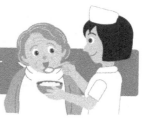

小贴士：老人自己配制滋补类药酒时，酒浓度可低一些；配制祛风湿、活气血的药酒时，酒浓度可高些。